Onderzoek en behandeling van sportblessures
van de onderste extremiteit

Onderzoek en behandeling van sportblessures van de onderste extremiteit

Redactie:
Koos van Nugteren
Dos Winkel

Met bijdragen van:
Patty Joldersma
Marc Martens
Annemiek Sagius
Pat Wyffels

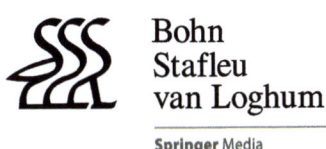

Bohn Stafleu van Loghum
Springer Media

Houten 2012

© 2012 Bohn Stafleu van Loghum, onderdeel van Springer Media

Alle rechten voorbehouden. Niets uit deze uitgave mag worden verveelvoudigd, opgeslagen in een geautomatiseerd gegevensbestand, of openbaar gemaakt, in enige vorm of op enige wijze, hetzij elektronisch, mechanisch, door fotokopieën of opnamen, hetzij op enige andere manier, zonder voorafgaande schriftelijke toestemming van de uitgever.

Voor zover het maken van kopieën uit deze uitgave is toegestaan op grond van artikel 16b Auteurswet j° het Besluit van 20 juni 1974, Stb. 351, zoals gewijzigd bij het Besluit van 23 augustus 1985, Stb. 471 en artikel 17 Auteurswet, dient men de daarvoor wettelijk verschuldigde vergoedingen te voldoen aan de Stichting Reprorecht (Postbus 3060, 2130 KB Hoofddorp). Voor het overnemen van (een) gedeelte(n) uit deze uitgave in bloemlezingen, readers en andere compilatiewerken (artikel 16 Auteurswet) dient men zich tot de uitgever te wenden.

Samensteller(s) en uitgever zijn zich volledig bewust van hun taak een betrouwbare uitgave te verzorgen. Niettemin kunnen zij geen aansprakelijkheid aanvaarden voor drukfouten en andere onjuistheden die eventueel in deze uitgave voorkomen.

ISBN 978 90 313 9190 5
NUR 894

Ontwerp omslag: A-Graphics Design, Anita Amptmeijer, Apeldoorn
Ontwerp binnenwerk: TEFF (www.teff.nl)
Automatische opmaak: Crest Premedia Solutions (P) Ltd, Pune, India

Bohn Stafleu van Loghum
Het Spoor 2
Postbus 246
3990 GA Houten

www.bsl.nl

Inhoud

	Lijst van auteurs	1
	Verwijzingen naar eerder verschenen Orthopedische Casuïstiek	3
	Inleiding	5
	Gewone lichaamsbeweging of sport?	5
	Kracht- of duurtraining?	5
	Gewrichtsletsel door sport	6
	Preventieve maatregelen tegen artrose	9
	Risicofactoren	9
	Orthopedische casuïstiek	10
	Literatuur	10
1	Een 48-jarige man met een forse zwelling in de linker trochantermajorregio na een val van een paard	13
	Status praesens	13
	Inspectie	13
	Algemene palpatie	13
	Functieonderzoek	13
	Bespreking	14
2	Persisterende pijn in de adductorenregio bij een 15-jarige jongen, ontstaan door een trauma tijdens voetbal	15
	Status praesens	15
	Therapie	16
	Bespreking	17
3	Geleidelijk optredende heuppijn bij een 41-jarige tennisser	19
	Status praesens	19
	Therapie	20
	Literatuur	21

4	**Acute pijn in de linkerlies bij een nog zeer actieve 69-jarige tennisspeler**	23
	Status praesens	24
	Therapie	25
	Bespreking	25
5	**Chronische pijn ter hoogte van de adductoren van het linkerbovenbeen bij een zeer getalenteerde 18-jarige hockeyer**	27
	Status praesens	27
	Therapie	28
6	**Acuut begonnen pijn in het rechterbovenbeen bij een 27-jarige voetballer, met zesmaal een recidief in de daaropvolgende 16 maanden**	31
	Status praesens	31
	Therapie	32
6a	**Addendum: spierruptuur**	35
	Symptomen	35
	Genezingsproces	36
	Fibrose	36
	Therapie	37
	Literatuur	39
7	**Laterale bekken- en bovenbeenpijn links bij een 43-jarige vrouw, optredend tijdens hardlopen**	41
	Status praesens	41
	Therapie	43
	Bespreking	45
	Literatuur	45
8	**Acute pijn en zwelling van de linkerknie bij een 15-jarige balletdanseres, nadat zij 'door de knie was gezakt'**	47
	Status praesens	47
	Therapie	48
9	**Een 25-jarige voetballer met een – volgens MRI-onderzoek – partiële ruptuur van de voorste kruisband**	51
	Status praesens	51
	Therapie	53
9a	**Addendum: plyometrie**	55
	Literatuur	60

10	**Geleidelijk ontstane laterale kniepijn bij een 14-jarige sportieve jongen**	63
	Status praesens	63
	Therapie	64
	Bespreking	65
11	**Een 28-jarige voetballer met een geblokkeerde knie na een torsietrauma**	67
	Status praesens	67
	Therapie	68
	Bespreking	69
12	**Een 18-jarige voetballer met laterale kuitpijn**	71
	Status praesens	71
	Therapie	73
13	**Lokale pijn en zwelling van de tibia bij een 32-jarige marathonloper**	75
	Status praesens	75
	Therapie	80
	Literatuur	81
14	**Geleidelijk ontstane linkszijdige posterieure voetpijn bij een 12-jarige voetballer**	83
	Status praesens	83
	Therapie	84
	Bespreking	86
	Literatuuur	86
15	**Chronische klachten van beide achillespezen bij een zeer sportieve 56-jarige vrouw**	87
	Status praesens	87
	Therapie	88
16	**Persisterende pijn na een rechtszijdige enkeldistorsie bij een 30-jarige voetballer**	91
	Therapie	94
	Bespreking	95
	Literatuur	95
17	**Persisterende pijn aan de posterieure zijde van de voet na een plantairflexie-inversietrauma van de voet bij een 24-jarige voetballer**	97
	Status praesens	97
	Algemene palpatie	97
	Therapie	99

	Bespreking	100
	Literatuur	102
18	**Recidiverende pijn in de linkervoet bij een 7-jarige jongen, ontstaan tijdens voetbal**	**103**
	Status praesens	103
	Therapie	105
	Bespreking	106
	Literatuur	107

Bijlage I Epifysen en apofysen van bekken, heup en knie — 109

Bijlage II Epifysen en apofysen van de voet — 111

Bijlage III De knie en enkel: belangrijke klinische tests — 113
Moving patellar apprehension test — 113
Thessaly-test — 114
Stabiliteitstest van de voet: schuifladetest naar voren — 115

Bijlage IV Ottawa Ankle Rules — 117

Bijlage V Plyometrische oefeningen — 119
Technische aandachtspunten — 119
Veiligheid — 119
Opbouw intensiteit — 121
Toelichting bij de oefeningen — 127

Register — 131

Lijst van auteurs

Patty Joldersma, fysiotherapeut en fitnessinstructeur te Nijmegen.

Prof. dr. Marc Martens, orthopedisch chirurg in ruste, voorheen verbonden aan het Universitair Ziekenhuis te Antwerpen en de Eeuwfeestkliniek te Antwerpen.

Koos van Nugteren, fysiotherapeut in een particuliere praktijk te Nijmegen. Specialisatie: orthopedische aandoeningen.

Annemiek Sagius-Mosheuvel, kinderfysiotherapeut te Nijmegen. Werkzaam op de kinderrevalidatie van de St. Maartenskliniek en in de praktijk Lankforst te Nijmegen.

Dos Winkel, orthopedisch fysiotherapeut. Oprichter van de International Academy of Orthopaedic Medicine, waarvan hij van 1978 tot maart 2005 president was.

Dr. Pat Wyffels, huisarts te Halle-Zoersel, België. Als wetenschappelijk medewerker verbonden aan het huisartseninstituut van de Universitaire Instelling Antwerpen (UIA) en docent aan de cursus Orthopedische Geneeskunde van Domus Medica te Antwerpen.

Verwijzingen naar eerder verschenen *Orthopedische Casuïstiek*

Soms wordt in het boek verwezen naar eerder verschenen patiëntencasuïstiek. Deze casuïstiek staat in de online vakbibliotheek van Bohn Stafleu van Loghum en is via internet te raadplegen door abonnees van Orthopedische Casuïstiek.

Nadere informatie hierover is te vinden op de website van:
- de uitgever: www.bsl.nl;
- de redactie van *Orthopedische Casuïstiek*: www.orthopedischecasuistiek.nl.

Inleiding

Koos van Nugteren

Sport is voor veel mensen onderdeel geworden van het dagelijks leven. Het beoefenen van sport heeft veel voordelen: fysieke inspanning vormt een goede compensatie van een passieve leefstijl. Daarbij heeft sport vaak een sociale functie. Het zorgt ervoor dat we ons lichamelijk en geestelijk goed voelen. Verder weten we dat lichaamsbeweging goed is voor het hart en de bloedvaten, de botdichtheid en de algehele lichamelijke conditie.

Hier staat echter tegenover dat in bepaalde takken van sport gemakkelijk blessures ontstaan. Men kan zich dus afvragen of sporten nu gezond is of niet. Het is opvallend hoe verschillend hierover wordt gedacht. Een eensluidend antwoord op deze vraag is niet te geven; het hangt af van het type sport, het niveau waarop men sport bedrijft, de leeftijd en de gezondheid van de sporter enzovoort. Vaak is sport gezond voor hart- en bloedvaten, maar riskant voor het krijgen van sportblessures.

Gewone lichaamsbeweging of sport?

Zolang er geen extreme belasting van het lichaam wordt gevraagd, maakt het niet zo veel uit of er in sportverband, of buiten sportverband, aan lichaamsbeweging wordt gedaan. Fietsen naar het werk, drie keer per week, blijkt al gunstige invloed te hebben op bloedwaarden, bloeddruk en mentale gesteldheid van voorheen passieve personen.[1]

Belangrijk is wel dat er voldoende variatie wordt gevraagd van het lichaam; een bepaalde mate van kracht, uithoudingsvermogen, behendigheid, balans en coördinatie zijn nodig om het menselijk lichaam tot op hoge leeftijd goed te laten functioneren.

Kracht- of duurtraining?

Goed gedoseerde krachttraining maakt het spierpeesapparaat sterker en vaak ook gezonder.

Duurtraining zorgt ervoor dat een spiergroep een bepaalde mate van wisselende belasting langdurig kan volhouden. Daarbij worden ook hart en bloedvaten in optimale conditie gehouden. Veel duursporters, zoals langeafstandshardlopers, worden echter geplaagd door blessures van de onderste extremiteit. Duursporters zouden af en toe ook spierversterkende oefeningen moeten doen om het spierpeesapparaat sterk en gezond te houden. Een combinatie van beide vormen van sport heeft namelijk geen negatieve invloed op de maximale zuurstofopname en hoeft, mits goed gedoseerd, de prestatie niet negatief te beïnvloeden.[2]

Figuur 0.1 toont de effecten van krachttraining, duurtraining en een combinatie van de twee op de mate van hypertrofie, maximale kracht, explosieve kracht, maximale zuurstofopname en vetmassa.

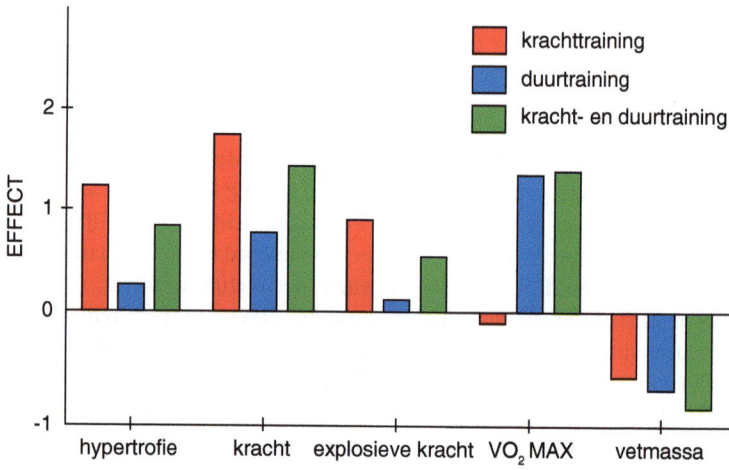

Figuur 0-1
Effecten van krachten/of duurtraining op het menselijk lichaam.

Naar: Wilson et al. (2011)

Gewrichten

Wisselende belasting is goed voor de voeding en de kwaliteit van gewrichtskraakbeen. Voldoende lichaamsbeweging is dan ook een voorwaarde om de kwaliteit van het kraakbeen te onderhouden. Een aanzienlijk deel van de bevolking krijgt lichaamsbeweging door het beoefenen van de een of andere vorm van sport. Tijdens sportactiviteiten kunnen echter ook blessures van de gewrichten ontstaan. De vraag is: wanneer is er sprake van gezonde lichaamsbeweging en wanneer van overbelasting, met het risico op beschadiging van gewrichten?

Gewrichtsletsel door sport

Bij explosieve contactsporten – zoals voetbal – is het risico op kraakbeenletsel groter dan bij de rustiger sportactiviteiten. Na een kraakbeenletsel zal eerder artrose van het gewricht optreden.

Er kunnen tijdens explosieve sportactiviteiten ook andere gewrichtsletsels optreden, zoals ligamentletsels, intra-articulaire botbreuken, labrum- of meniscusletsels. Voor al deze gevallen geldt dat daarna het hyaliene kraakbeen kwetsbaarder is; de verhoogde kwetsbaarheid kan op den duur leiden tot beschadigingen en uiteindelijk tot gewrichtsartrose. De tijd tussen het moment van trauma en het optreden van artrose van het gewricht is zeer variabel. Wel is duidelijk dat posttraumatische artrose op gemiddeld jongere leeftijd begint dan niet-traumatisch ontstane artrose.[3]

> Brown en anderen onderzochten in 2006 hoe vaak artrose het gevolg is van een trauma uit het verleden.[3] Bij heupartrose kon slechts 1,6% van de gevallen worden verklaard door een trauma in het verleden. In geval van de knie was dit 9,8% en bij de enkel 79,5%.
> Enkelartrose wordt dus meestal voorafgegaan door een trauma en moet dan beschouwd worden als secundaire artrose.[4] Dit in tegenstelling tot heup- en knieartrose, die vermoedelijk meestal 'primair' zijn, althans: in geval van een knie- of heupartrose is in de meeste gevallen geen traumatische oorzaak bekend.

Rustige sporten

Levenslange deelname aan relatief 'rustige' sporten is veilig voor de gewrichten; voorbeelden hiervan zijn wandelen, fietsen, goed gedoseerde fitness, rustig joggen en dergelijke.[5] Opmerkelijk hierbij is dat personen die hun gewrichten veel belast hebben maar op een relatief veilige manier, weliswaar osteofyten kunnen krijgen (het gewricht verbreedt zich) maar daar geen last van hebben.[6] Voorwaarde voor een veilige sport is dat er geen explosieve krachten en ook geen torsiekrachten inwerken op het gewricht. Wandelen, joggen en recreatief hardlopen kan men dus beschouwen als veilige sportactiviteiten. Voorwaarde is wel dat de belasting geleidelijk wordt opgebouwd.

Explosieve sporten

Een kortdurende grote krachtsinwerking op een getordeerd gewricht is min of meer riskant voor het gewrichtskraakbeen; hierbij kan kraakbeenletsel optreden met op latere leeftijd een verhoogd risico op artrose.[7,8] Risicosporten zijn onder andere rugby, voetbal, squash en basketbal (*tabel 0-1*).

Hardlopen

> Dierproeven (bij honden) laten zien dat veelvuldig hardlopen geen verhoogd risico geeft op artrose. Wel worden er veranderingen in het kraakbeen waargenomen, maar deze lijken eerder een functionele aanpassing aan de verhoogde belasting dan een teken van degeneratie. Matig hardlopen (overeenkomend met joggen) leidde bij dierproeven zelfs tot een verdikking van kraakbeen.[9]
> Verschillende onderzoeken tonen geen verschil tussen hardlopers en niet-hardlopers voor wat betreft het ontstaan van een symptomatische artrose.[10] Wel worden in enkele onderzoeken bepaalde radiografische symptomen van artrose aangetroffen; het gaat hierbij vooral om osteo-

Figuur 0-2
Een kortdurende grote krachtsinwerking op een getordeerd gewricht is min of meer riskant voor het gewrichtskraakbeen.

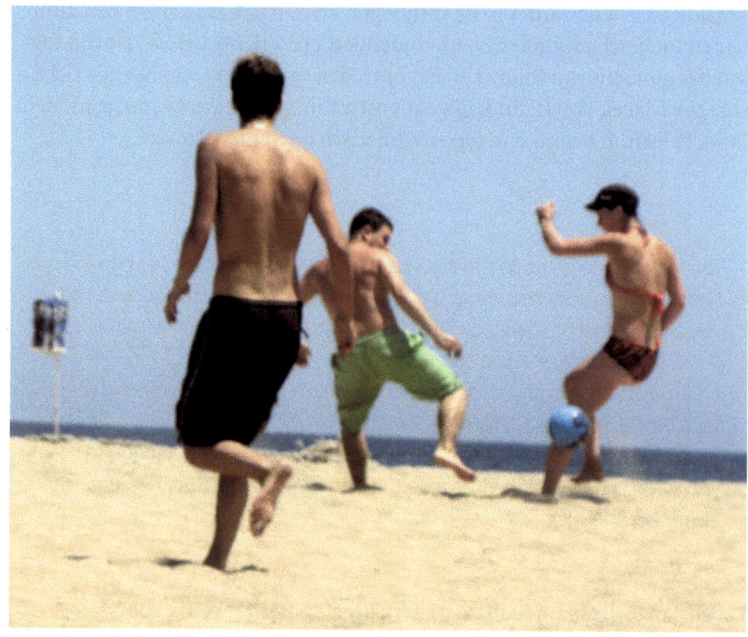

fyten.[11,12] Men moet zich hierbij realiseren dat osteofyten niet altijd samengaan met kraakbeendegeneratie. Soms moeten osteofyten gezien worden als een functionele aanpassing aan een verhoogde belasting van het gewricht; het gewricht verbreedt zich. Hardlopers onderscheiden zich in gunstige zin van niet-hardlopers voor wat betreft de botdichtheid; hardlopers blijken een hogere botdichtheid te hebben.[11] In die relatief zeldzame gevallen waarbij toch vervroegd artrose optreedt, is er meestal sprake van abnormale anatomische verhoudingen zoals O-benen en dergelijke.

Tabel 0-1	Overzicht van verschillende sporten en hun risico op gewrichtsletsel.[5]	
laag risico	gemiddeld risico	hoog risico
zwemmen	wielrennen	voetbal
fietsen	wedstrijdroeien	rugby
golf	schaatsen	tennis (enkelspel)
wandelen	rotsklimmen	squash

laag risico	gemiddeld risico	hoog risico
aquarobics	gewichtheffen	sprinten
tai chi	skaten	handbal
callanetics	snelwandelen	volleybal
skiën	tafeltennis	basketbal
roeien	paardrijden	hockey
joggen		

Preventieve maatregelen tegen artrose

Enkele maatregelen die men kan nemen om het risico op gewrichtsletsel en daarmee posttraumatische artrose te minimaliseren, zijn de volgende.
- Beoefen sporten die een laag risico op gewrichtsletsel geven (zie tabel 0-1).
- Gebruik goed materiaal, bijvoorbeeld schokabsorberend schoeisel.
- Zorg voor een goede spierkracht. Dit is nodig om krachten op te vangen die anders door de gewrichten moeten worden geabsorbeerd.
- Zorg voor een goede conditie, om letsels als gevolg van vermoeidheid te voorkomen.
- Zorg voor een gezond lichaamsgewicht.
- Varieer het type sport of sportactiviteit om blessures door te frequent herhaalde belasting op de gewrichten te voorkomen.

Spieren, pezen en botten

Blessures van spieren, pezen en botten hebben vaak te maken met een te snelle opbouw van de belasting. Voorbeelden zijn de *shin splint*, de marsfractuur en het tractus-iliotibialisfrictiesyndroom. Personen die ambitieus zijn, graag winnen en steeds records willen verbeteren, lopen een hoger risico op het krijgen van een stressfractuur.[13]

Uiteraard kan ook acuut een blessure ontstaan, bijvoorbeeld in geval van een spontane spierscheur of peesruptuur, of door een trauma.

Risicofactoren

In het algemeen geldt dat het risico op sportblessures toeneemt in de volgende gevallen:
- bij indoorsporten waarbij veel gesprongen wordt, zoals basketbal, volleybal of handbal.[13] Ook bij zaalvoetbal is het risico groter dan bij veldvoetbal;[14]

- als er tijdens het sporten veel lichamelijk contact is, bijvoorbeeld bij voetbal;[15]
- bij vechtsporten zoals judo of boksen;
- als de sporter onvoldoende heeft getraind voorafgaand aan de sportprestatie;
- bij te snelle opbouw van de belasting: fanatieke sporters lopen hierdoor een verhoogd risico;
- door sporten op een slechte ondergrond;
- door slecht schoeisel;
- door onvoldoende warming-up;
- bij hoge leeftijd: degeneratie van spieren, pezen, botten en gewrichten verhoogt de kwetsbaarheid van het bewegingsapparaat.

Verder geldt:
- Tijdens voetbalwedstrijden ontstaan meer blessures dan tijdens voetbaltrainingen.[14]
- Amateurvoetballers lopen een hoger risico dan professionals.[14]

Orthopedische casuïstiek

In de casuïstiek, beschreven in de hiernavolgende hoofdstukken, komen veelvoorkomende voorbeelden van blessures van de onderste extremiteit aan bod.

Literatuur

1. Geus B de, Meeusen R. Pendelen met de fiets. Jaarboek fysiotherapie – Kinesitherapie 2009. Houten: Bohn Stafleu van Loghum; 2009.
2. Wilson JM, Marin PJ, Rhea MR, Wilson SM, Loenneke JP, Anderson JC. Concurrent training: A meta analysis examining interference of aerobic and resistance exercise. J Strength Cond Res. 2011;26(8):2293-307.
3. Brown TD, Johnston RC, Saltzman CL, Marsh JL, Buckwalter JA. Posttraumatic osteoarthritis: a first estimate of incidence, prevalence, and burden of disease. J Orthop Trauma. 2006;20(10):739-44.
4. Saltzman CL, Salamon ML, Blanchard GM, Huff T, Hayes A, Buckwalter JA, et al. Epidemiology of ankle arthritis: report of a consecutive series of 639 patients from a tertiary orthopaedic center. Iowa Orthop J. 2005;25:44-6.
5. Buckwalter JA. Sports, joint injury, and posttraumatic osteoarthritis. J Orthop Sports Phys Ther. 2003;33(10):578-88.
6. Buckwalter JA, Martin JA. Sports and osteoarthritis. Curr Opin Rheumatol. 2004;16(5):634-9.
7. Buckwalter JA. Articular cartilage injuries. Clin Orthop Relat Res. 2002;(402):21-37.
8. Kujala UM, Kaprio J, Sarna S. Osteoarthritis of weight bearing joints of lower limbs in former élite male athletes. BMJ. 1994;308(6923):231-4. Erratum in: BMJ 1994 Mar 26;308(6932):819.

9 Kiviranta I, Tammi M, Jurvelin J, Säämänen AM, Helminen HJ. Moderate running exercise augments glycosaminoglycans and thickness of articular cartilage in the knee joint of young beagle dogs. J Orthop Res. 1988;6(2):188-95.
10 Panush RS, Schmidt C, Caldwell JR, Edwards NL, Longley S, Yonker R, et al. Is running associated with degenerative joint disease? JAMA. 1986;255(9):1152-4.
11 Lane NE, Bloch DA, Hubert HB, Jones H, Simpson U, Fries JF. Running, osteoarthritis, and bone density: initial 2-year longitudinal study. Am J Med. 1990;88(5):452-9.
12 Spector TD, Harris PA, Hart DJ, Cicuttini FM, Nandra D, Etherington J, et al. Risk of osteoarthritis associated with long-term weight-bearing sports: a radiologic survey of the hips and knees in female ex-athletes and population controls. Arthritis Rheum. 1996;39(6):988-95.
13 Ekenman I, Hassmén P, Koivula N, Rolf C, Felländer-Tsai L. Stress fractures of the tibia: can personality traits help us detect the injury-prone athlete? Scand J Med Sci Sports. 2001;11(2):87-95.
14 Giza E, Micheli LJ. Soccer injuries. Med Sport Sci. 2005;49:140-69.
15 Backx FJ, Beijer HJ, Bol E, Erich WB. Injuries in high-risk persons and high-risk sports. A longitudinal study of 1818 school children. Am J Sports Med. 1991;19(2):124-30.

1 Een 48-jarige man met een forse zwelling in de linker trochantermajorregio na een val van een paard

Pat Wyffels

Een 48-jarige man viel van zijn paard en kwam neer op zijn linkerzij. Drie dagen later ontwikkelde zich op die plaats een forse en zeer pijnlijke zwelling. Bewegen van het linkerbeen was door de pijn vrijwel onmogelijk.

Status praesens

Patiënt heeft pijn in rust die toeneemt bij belasten van het been.

Inspectie

Ter hoogte van de linker trochanter major is een forse zwelling zichtbaar.

Algemene palpatie

De zwelling voelt warm aan en is uitermate pijnlijk bij druk. Fluctuatie is op te wekken, wat wijst op een vochtophoping.

Functieonderzoek

Functieonderzoek is vanwege de pijn niet mogelijk.

Aanvullend onderzoek

Ik besluit de bursa trochanterica te puncteren. Dit levert 240 ml (!) helder punctaat op.

> **Diagnose**
>
> Primaire bursitis subtrochanterica, ontstaan door een trauma.

Follow-up Na vier dagen zie ik de patiënt opnieuw: de zwelling is geleidelijk teruggekomen. De punctie levert nu 225 ml identiek punctaat op. Aansluitend wordt nu 5 ml triamcinolonacetonide 10 mg/ml geïnjecteerd en wordt een steunverband aangelegd. De patiënt is nadien volledig klachtenvrij.

Bespreking

Bij veel takken van sport kan gemakkelijk een stomp trauma optreden. Oorzaak is meestal een val of ruw contact met de tegenstander. Het gevolg is gewoonlijk een contusie. Klinisch vindt men dan rubor, dolor, calor en tumor, de symptomen die horen bij een inflammatie. Als zich ter plaatse van het letsel een slijmbeurs bevindt, dan kan een *primaire* bursitis ontstaan; de bursa vult zich met vocht en er kan fluctuatie van het vocht worden aangetoond.

Een primaire slijmbeursontsteking kan ook ontstaan door *chronische mechanische irritatie*; een bekend voorbeeld hiervan is de slijmbeursontsteking van de elleboog door het veelvuldig steunen.

Een 'spontane' *niet-traumatische* bursitis kan ontstaan ten gevolge van een auto-immuunaandoening zoals reumatoïde artritis.

Een *bacteriële* bursitis ontstaat meestal door een wondje. Dit type bursitis is gewoonlijk vuurrood. De patiënt kan hierbij koorts hebben en zich ziek voelen. Behandeling met antibiotica is aangewezen om sepsis te voorkomen.

De diagnose 'bursitis trochanterica' wordt vaak ten onrechte gesteld als er sprake is van laterale heuppijn. Als in geval van laterale heuppijn werkelijk een bursitis trochanterica aanwezig is, dan is deze meestal gering; het is dan vooral belangrijk het primaire probleem te vinden en op te lossen. In veel gevallen is de oorzaak een peesdegeneratie en/of frictie van de tractus iliotibialis over de trochanter major (*zie hoofdstuk 7*).

De hier besproken casus toont een echte *primaire* bursitis, ontstaan door een trauma.

2 Persisterende pijn in de adductorenregio bij een 15-jarige jongen, ontstaan door een trauma tijdens voetbal

Koos van Nugteren

Tijdens een voetbalwedstrijd stapte een 15-jarige jongen per ongeluk met zijn linkervoet boven op de bal. Hierdoor rolde de voet over de bal naar opzij. Hij kwam ongelukkig op de grond terecht en voelde hevige pijn rond zijn linkerheup, zodanig dat hij het been niet meer kon belasten. Per brancard werd hij van het veld gedragen. In de daaropvolgende dagen verbeterde de situatie zodanig dat belasten weer mogelijk werd. Hij bleef echter nog weken enigszins mank lopen. Tijdens de daaropvolgende zomervakantie leek het probleem zich op te lossen. Na de 'zomerstop' besloot hij weer te gaan voetballen. Na twee wedstrijden ontstond echter opnieuw pijn. Hij besloot vervolgens, vier maanden na het trauma, een fysiotherapeut (KvN) te raadplegen.

Patiënt traint tweemaal per week en voetbalt één wedstrijd per week. Naast het voetballen doet patiënt drie keer per week aan fitness.

Status praesens

Patiënt heeft tijdens het bezoek weinig pijn. Bij hardlopen ontstaat pijn rond de origo van de adductoren van het linkerbeen.

Algemene palpatie en inspectie

Geen bijzonderheden.

Functieonderzoek

Passief bewegingsonderzoek: eindstandige abductie van de heup provoceert pijn, vooral bij uitvoering met gestrekte knie.
    Weerstandstests: adductie tegen weerstand provoceert herkenbare pijn.

Het verhaal van de patiënt, de lokalisatie van de pijn en het functieonderzoek wijzen op een adductorenletsel. Echter: bij een tiener is niet de pees maar het bot ter plaatse van de origo van de heupadductoren de zwakste plek; dit komt doordat bij tieners deze apofyse nog voor een deel uit groeiend kraakbeen bestaat. Het andere deel bestaat uit een botkern (*figuur 2-1*):	**Interpretatie**

deze botkern vormt de origo van de m. adductor longus en de biarticulaire m. gracilis. De m. gracilis komt sterk op rek bij abductie van de heup met een gestrekte knie. Vermoedelijk is er bij deze tiener sprake van een botletsel. Een adductorenletsel bij een volwassene betreft meestal een peesletsel.

Specifieke palpatie

Nauwkeurige palpatie van het gebied rond de heupadductoren toont forse herkenbare drukpijn op het bot, direct links van de symphysis pubica, ter plaatse van de origo van de m. adductor longus en de m. gracilis. Gezien de hevige pijn, het onvermogen om te lopen na het trauma en de lange duur van het herstel, vermoed ik dat een avulsie heeft plaatsgevonden van de apofyse van het os pubis. Aangezien er geen röntgenfoto is gemaakt, kunnen we hier niet helemaal zeker van zijn. Wel is duidelijk dat ter plaatse van de apofyse een letsel heeft plaatsgevonden dat nog niet volledig is hersteld.

Diagnose

Status na apofyseletsel van het os pubis.

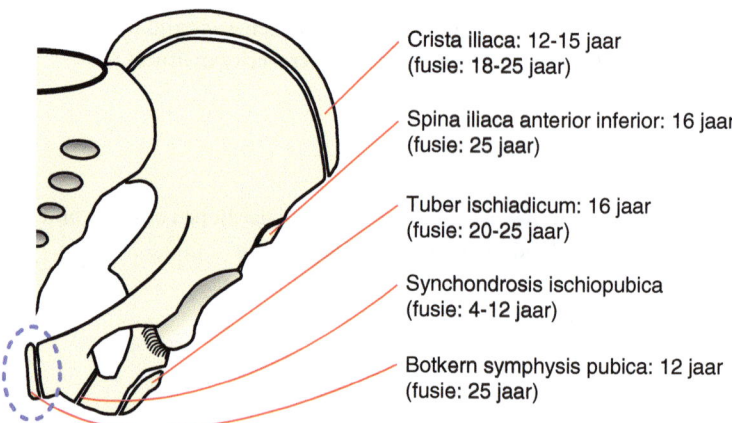

Figuur 2-1
Epifysen en apofysen van het bekken: begin van ossificatie en fusieleeftijden. De cirkel toont de plaats van het letsel bij deze patiënt.

Crista iliaca: 12-15 jaar (fusie: 18-25 jaar)

Spina iliaca anterior inferior: 16 jaar (fusie: 25 jaar)

Tuber ischiadicum: 16 jaar (fusie: 20-25 jaar)

Synchondrosis ischiopubica (fusie: 4-12 jaar)

Botkern symphysis pubica: 12 jaar (fusie: 25 jaar)

Therapie

Een apofyseletsel herstelt gewoonlijk na een periode van rust en geleidelijke opbouw van de belasting. Alleen in geval van forse avulsies (meer dan 2 cm) kan men overwegen de apofyse operatief te reponeren.

Naast rust is het verstandig rekoefeningen te doen van de niet-aangedane spieren rond het heupgewricht; de hamstrings en de m. rectus femoris. Rekoefeningen van de adductoren zijn niet verstandig omdat deze juist pijn provoceren.

- De patiënt krijgt eerst twee weken een volledig voetbalverbod. Wel begint hij alvast met statisch uitgevoerde rekoefeningen van de hamstrings en de m. rectus femoris.
- De daaropvolgende maand mag de patiënt slechts één keer per week trainen, waarbij springen en sprinten verboden zijn; de training bestaat dan vooral uit techniektraining.
- In de daaropvolgende maand mag de patiënt de belasting verder opvoeren. Hij mag dan ook weer proberen een halve wedstrijd mee te spelen.

Follow-up

Na twee weken is de patiënt in het dagelijks leven klachtenvrij en begint hij weer – rustig aan – met voetbaltraining; de pijn blijft weg.

Na zes weken voert hij de belasting op naar tweemaal per week trainen, maar is in eerste instantie nog terughoudend met springen en sprinten. Hij speelt ook weer een halve wedstrijd zonder klachten.

Na tien weken speelt hij weer zonder problemen volledige wedstrijden.

Bespreking

Als bij tieners pijn ontstaat ter plaatse van een peesinsertie, moet men altijd rekening houden met een botletsel. Aangezien het nog groeiende bot minder belastbaar is dan de pees, kan bij overbelasting gemakkelijk irritatie met inflammatie van het bot optreden of zelfs avulsie van de apofyse. Soms zijn op de röntgenfoto necrose en uiteenvallen van de groeikernen waarneembaar; men spreekt dan van osteochondrose, osteonecrose of avasculaire necrose van het aangedane bot.[a]

De volgende lokalisaties in het bekken en in de onderste extremiteit zijn het gevoeligst voor dit type blessure:
- bekken:
  - spina iliaca anterior inferior: origo van de m. rectus femoris;
  - tuber ischiadicum: origo van de hamstrings;
  - symphysis pubica: origo van de m. adductor longus en de m. gracilis;
- femur:
  - trochanter major: insertie van de heupabductoren;
- patella:
  - onderpool van de patella: origo van de kniepees (ziekte van Sinding-Larsen en Johansson);[b]
- tibia:
  - tuberositas tibiae: insertie van de kniepees (ziekte van Osgood-Schlatter);[c]

---

a Uitgebreide informatie over dit onderwerp is te vinden in een eerdere uitgave van *Orthopedische Casuïstiek*: Kinderorthopedie, de kwetsbaarheid van het jeugdige skelet.

b Sinding-Larsen en Johansson beschreven onafhankelijk van elkaar de apofysitis van de onderpool van de patella.

c Zowel Osgood als Schlatter beschreef in 1903 de aandoening die nu bekend staat als apofysitis van de tuberositas tibiae.

- calcaneus:
    - achter- en onderzijde van de calcaneus: insertie van de achillespees (ziekte van Sever);[d]
    - os naviculare: pijn en osteonecrose ontstaan hier vooral door compressie van het os naviculare (ziekte van Köhler I).[e]
- ossa metatarsalia II en III:
    - kopjes van de ossa metatarsalia II en III: pijn en vervorming ontstaan hier vooral door compressie van de kopjes (epifysen) van de betreffende ossa metatarsalia tijdens de afzet van de voet (ziekte van Köhler II, ook wel ziekte van Freiberg genoemd).[f]

In bijlage I en II van dit boek worden bovenstaande lokalisaties overzichtelijk in beeld gebracht.

---

d   *De apophysitis calcanei werd het eerst beschreven door James Sever in 1912.*
e   *Alban Köhler (1874-1947), radioloog te Wiesbaden, beschreef de aseptische necrose van het os naviculare van de voet.*
f   *Albert Henry Freiberg, 1869-1940, was chirurg te Cincinnati. Hij beschreef de spontane epifysenecrose van het tweede metatarsale gewricht.*

3 Geleidelijk optredende heuppijn bij een 41-jarige tennisser

Koos van Nugteren

Geleidelijk ontstond liespijn bij een sportieve 41-jarige man. Aanvankelijk had hij pijn aan de binnenzijde van zijn rechterbovenbeen als hij begon met tennissen. Tijdens het tennissen verdween de pijn, maar na afloop van het sporten kwam deze weer terug. De dagen na het sporten had hij meestal wat meer pijn. Hij besteedde er aanvankelijk niet veel aandacht aan. Toen – drie maanden na aanvang van de klachten – de pijn niet meer verdween tijdens het sporten, nam hij contact op met zijn fysiotherapeut.

Status praesens

In rust heeft de patiënt geen last. De pijn treedt pas op als hij gaat hardlopen of tennissen.

Algemene palpatie en inspectie

Geen bijzonderheden.

Functieonderzoek

Passief bewegingsonderzoek van de heup: de mobiliteit van de heup is normaal en alle bewegingen zijn pijnloos uit te voeren.
    Weerstandstesten: lichte pijn wordt gevoeld bij adductie tegen weerstand, zowel bij een geflecteerde als bij een geëxtendeerde heup.
    Er bestaat rekpijn van de heupadductoren.

Specifieke palpatie

De pees van de m. adductor longus is drukpijnlijk enkele centimeters distaal van zijn aanhechting aan het os pubis. Het betreft dezelfde pijn die de patiënt ook ervaart bij het sporten.

De passieve bewegingen tonen een goede functie van het heupgewricht. Alleen de weerstandstest en rek van de heupadductoren provoceren de

Interpretatie

Figuur 3-1
Palpatie van de pees van de m. adductor longus: men laat het te onderzoeken been eerst een adductiebeweging tegen weerstand uitvoeren; hierdoor wordt een 'rond koord' juist distaal van het tuberculum pubicum zichtbaar en voelbaar. Dit 'koord' is de rand van de m. adductor longus; deze is palpabel van het tuberculum pubicum tot aan de kruisende m. sartorius.

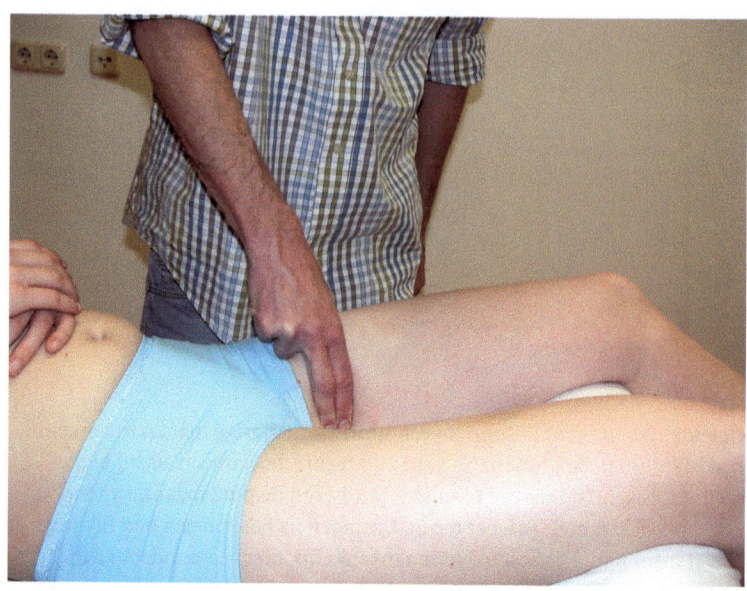

voor patiënt herkenbare pijn. Hier is duidelijk sprake van pathologie van de heupadductoren. Aangezien er geen traumatisch moment aan de klacht voorafging, is een letsel uitgesloten. Het geleidelijke verloop, de duur van de klachten en de lokalisatie van de pijn (de pees van de m. adductor longus) wijzen op een degeneratief proces binnen de pees ofwel een tendinose.[a] Een dergelijke aandoening wordt in de sportwereld ook wel aangeduid als een chronische liesblessure.

Diagnose

Tendinose van de m. adductor longus.

Therapie

De behandeling van een tendinose bestaat uit krachttraining van de aangedane spier, bij voorkeur excentrisch uitgevoerd. Excentrische spierversterking van de heupadductoren kan worden toegepast met speciale fitnessapparatuur. Een groot nadeel hiervan is dat men deze oefeningen niet thuis kan uitvoeren: men is ervoor afhankelijk van een fitnesscentrum.

---

a *Gedetailleerde informatie over dit onderwerp is te vinden in een eerdere uitgave van Orthopedische Casuïstiek:* Onderzoek en behandeling van peesaandoeningen: tendinose (2006).

Onderzoek toont aan dat ook *algemene* training van alle musculatuur rondom het heupgewricht een goed effect heeft op een tendinose van de heupadductoren.[1] Hierbij hoort ook spierversterking van de buikspieren.

Patiënt krijgt een algemeen krachttrainingsprogramma voor de rompspieren en voor de musculatuur rondom de heup. Hij kan dit programma gemakkelijk zelf thuis uitvoeren. Als enige hulpmiddel krijgt hij *dumbells* (kleine handgewichten) mee naar huis. Het oefenprogramma duurt drie maanden.[b]

Follow-up

Patiënt wordt nog een keer gezien om de uitvoering van de oefeningen te controleren en na drie maanden nog een keer om de situatie te evalueren. Patiënt oefent dan nog zeer consequent tweemaal per dag en is (twee maanden na aanvang van de training) volledig klachtenvrij.

Om de kwaliteit en de kracht van de heupadductoren te onderhouden is eenmaal per week krachttraining voldoende. Patiënt geeft er de voorkeur aan om de oefeningen voorlopig dagelijks te blijven uitvoeren.

P. Holmich en anderen onderzochten hoe een chronische liesblessure, veroorzaakt door adductorenpathologie, het best kon worden behandeld.[1] Zij vergeleken passief beleid[c] met actieve oefentherapie in een gerandomiseerde studie waarbij 68 atleten betrokken waren. De behandeling duurde twee à drie maanden. De actieve oefentherapie bestond uit algemene krachttraining en coördinatietraining van spieren rondom het heupgewricht, met extra aandacht voor de adductoren van de heup.

Na vier maanden was 68% van de personen uit de getrainde groep weer als vanouds aan het sporten en klachtenvrij. Van de passief behandelde groep betrof dit slechts 12%.

Literatuur

1 Holmich P, Uhrskou P, Ulnits L, Kanstrup IL, Nielsen MB, Bjerg AM, et al. Effectiveness of active physical training as treatment for long-standing adductor-related groin. Lancet. 1999;353(9151):439-43.

---

b Meer informatie over dit oefenprogramma is te vinden in een eerdere uitgave van Orthopedische Casuïstiek: Onderzoek en behandeling van peesaandoeningen, bijlage II.

c Het passief beleid bestond uit: laserbehandeling, dwarse fricties, rekoefeningen en TENS.

4 Acute pijn in de linkerlies bij een nog zeer actieve 69-jarige tennisspeler

Dos Winkel

Tijdens het tennissen voelde een 69-jarige man een plotselinge pijnscheut in de linkerlies. De pijn duurde minder dan een minuut, waarna hij weer verder kon spelen. In de lies bleef wel een vreemd gevoel achter dat de patiënt niet goed kon omschrijven. In de loop van de avond van dezelfde dag ontstond een wat zwaar gevoel in het adductorengebied. Binnen enkele dagen ontwikkelde zich een uitgebreide blauwverkleuring in de adductorenregio. De pijn en het zware gevoel waren inmiddels volledig verdwenen. Patiënt kon echter normaal tennissen en ondervond daarbij eigenlijk geen problemen. Toch enigszins ongerust meldde hij zich voor een klinisch onderzoek.

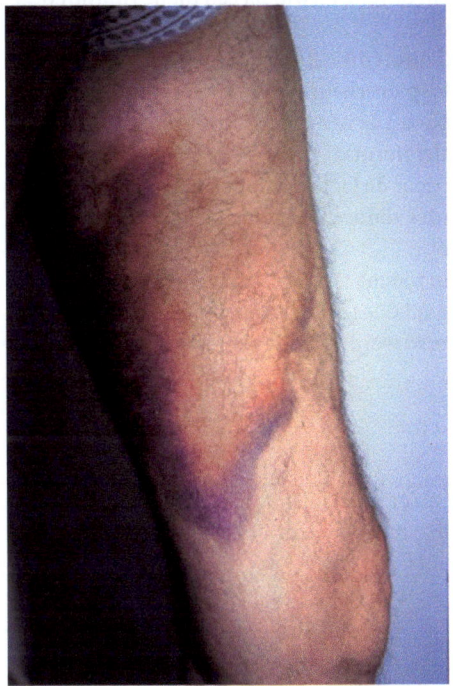

Figuur 4-1
Uitgebreid hematoom in de adductorenregio.

Status praesens

Patiënt heeft tijdens algemene dagelijkse bezigheden geen pijn.

Inspectie

In de adductorenregio is duidelijk een vrij uitgebreid hematoom zichtbaar.

Algemene palpatie

Geen verhoogde lokale temperatuur en ook verder geen bijzonderheden.

Functieonderzoek

De mobiliteit van de heup is normaal, alleen is er aan de aangedane kant opvallend meer passieve abductie met gestrekte knie dan aan de niet-aangedane zijde. De bewegingsuitslag blijft onveranderd wanneer de knie gebogen wordt, maar is dan even groot als de abductie met gebogen knie aan de niet-aangedane zijde.

Het onderzoek tegen weerstand is volledig negatief, dus geen pijn en geen krachtsverlies.

Interpretatie De acute, maar kort bestaande pijn en het daaropvolgende (afzakkende) hematoom wijzen duidelijk op een totale ruptuur van een pees of spier. Bij een partiële ruptuur is er gewoonlijk een vrij ernstige functio laesa en lang bestaande pijn (die maanden kan duren), terwijl bij een totale ruptuur de initiële pijn zeer snel verdwijnt.

Het functieonderzoek maakt direct duidelijk om welke structuur het hier gaat: het betreft de pees (de spier scheurt vrijwel nooit) van de m. gracilis, omdat de passieve abductie van de heup met gestrekte knie even ver mogelijk is als met gebogen knie. Normaal gesproken zou de abductie met gestrekte knie geremd worden door de biarticulaire m. gracilis; zodra men dan de knie buigt, kan men verder abduceren totdat de monoarticulaire adductoren de beweging remmen.

Eenzelfde fenomeen is te zien tijdens extensie van de enkel: met gestrekte knie wordt de beweging geremd door de biarticulaire m. gastrocnemius, maar zodra de knie iets geflecteerd wordt, kan de extensie van de enkel verder toenemen.

Specifieke palpatie

Ter hoogte van de origo van de m. gracilis, juist posteromediaal van de m. adductor longus, is een duidelijke *gap* te voelen. De palpatie is echter niet pijnlijk.

Diagnose

Totale ruptuur van de pees van de m. gracilis.

Therapie

De 'behandeling' bestaat uit het geruststellen van de patiënt. De prognose is goed. Aangezien er geen krachtsverlies optreedt, noch van de heupadductie, noch van de flexie-endorotatie van de knie, is operatieve hechting niet noodzakelijk.

Bespreking

Totale rupturen van een pees veroorzaken alleen dan problemen, wanneer het een pees betreft die voor een gewrichtsfunctie van groot belang is, zoals de achillespees. Maakt de geruptureerde pees deel uit van een spiergroep waarvan alle spieren min of meer dezelfde functie hebben met betrekking tot het dichtst bij de ruptuur liggende gewricht, dan is de prognose – ook zonder enige therapie – zeer goed. Dit geldt bijvoorbeeld ook voor een totale ruptuur van de pees van de m. extensor carpi radialis brevis ter hoogte van de elleboog.

5 Chronische pijn ter hoogte van de adductoren van het linkerbovenbeen bij een zeer getalenteerde 18-jarige hockeyer

Dos Winkel

Tijdens de training van de spelersselectie van het Nederlandse hockeyelftal kreeg een zeer beloftevolle 18-jarige hockeyer een bal keihard tegen zijn linkerbovenbeen ter hoogte van de adductoren. Ondanks direct koelen met een ijspakking was verder spelen onmogelijk. De volgende ochtend kon de patiënt nauwelijks zijn bed uit komen vanwege pijn en stijfheid. Inmiddels was er een groot hematoom zichtbaar over een lengte van ongeveer 15 cm. Hij meldde zich direct telefonisch bij de fysiotherapeut van zijn club, waar hij die middag onderzocht en behandeld werd.

De behandeling bestond uit warmte, massage en ultrageluid. Tijdens de eerste week van de behandeling was er eigenlijk niet veel verbetering. De aangedane plek was uitgesproken warm, rood en gezwollen en alle bewegingen van het been waren zeer pijnlijk. Na tien dagen namen vooral de zwelling en de pijn iets af, maar de klachten bleven uitgesproken invaliderend. Twee weken na het trauma werd de clubarts ingeschakeld. Deze schreef een NSAID voor. Hierdoor leken de klachten toch wel te verminderen en de bewegingen van heup en knie waren een maand na het trauma weer zo goed als normaal mogelijk. Van (hard)lopen was nog geen sprake. Ondertussen werd de fysiotherapie geïntensiveerd: dagelijkse massages en rekkingsoefeningen.

Toen de patiënt echter drie maanden posttraumatisch nog altijd niet kon trainen, werd een *second opinion* gevraagd.

Status praesens

In rust en tijdens dagelijkse bezigheden heeft patiënt geen pijn. Pijn ontstaat tijdens hardlopen.

Inspectie

Ter hoogte van het midden van het mediale aspect van het linkerbovenbeen is een duidelijke zwelling zichtbaar in vergelijking met het gezonde rechterbeen. Van roodheid is geen sprake (meer).

Algemene palpatie

De zwelling is niet warm, voelt vast aan en doet in eerste instantie denken aan een georganiseerd oud hematoom.

Functieonderzoek

Er is geen enkele beperking (meer) van de heup- en kniefuncties.

Interpretatie Gezien de voorgeschiedenis denk ik in de eerste plaats aan een beginnende myositis ossificans. Mogelijk werd deze verergerd door de massage en de behandeling met ultrageluid. Bij een verdenking van deze aandoening is het raadzaam zeer terughoudend te zijn met elke vorm van mechanische behandeling. Het geven van een ontstekingswerend middel (niet-steroïdaal antiflogisticum) is wel toegestaan. Het is raadzaam om röntgenonderzoek te verrichten om te zien of er al beginnende botvorming in de spieren te zien is.

Aanvullend onderzoek

De volgende dag worden röntgenfoto's gemaakt. Hierop zijn (nog) geen afwijkingen te zien.

Voorlopige diagnose

Myositis ossificans traumatica.[a]

Therapie

Helaas bestaat er geen behandeling die het proces van een myositis ossificans uitgesproken gunstig kan beïnvloeden. Elke vorm van mechanische therapie moet als een contra-indicatie worden beschouwd. Het beste kan men een afwachtende houding aannemen en hopen dat het proces zich redelijk snel stabiliseert, waarna genezing zeer geleidelijk kan plaatsvinden. De meeste patiënten zijn na een periode van ongeveer twee jaar klachtenvrij.

Aangezien de negatieve röntgenfoto's niet betekenen dat er *geen* sprake is van een myositis ossificans, moet op basis van de anamnese deze diagnose toch worden aangenomen.

Follow-up Patiënt is natuurlijk niet blij met dit nieuws en ziet vooral zijn sportcarrière in duigen vallen. We proberen hem ervan te overtuigen dat er momenteel helaas (nog) geen effectieve therapie voor deze aandoening bestaat en

---

a   Uitgebreide informatie over dit onderwerp is te vinden in een eerdere uitgave van Orthopedische Casuïstiek: Onderzoek en behandeling van elleboog en onderarm, hoofdstuk 12a.

dat hij vooral geduld moet hebben en moet proberen op geleide van pijn heel voorzichtig zijn spierkracht te onderhouden en zo mogelijk wat op te voeren. Massage en rekkingsoefeningen zijn uit den boze.

Drie maanden later wordt bij controleröntgenonderzoek toch een zachte schaduw in de spier gezien, een diffuse neerslag van bot. Tot een harde 'beenschaal' komt het niet. Na ongeveer vijftien maanden kan de patiënt zijn trainingen geleidelijk hervatten en twee jaar na het trauma speelt hij zijn eerste interlandwedstrijd.

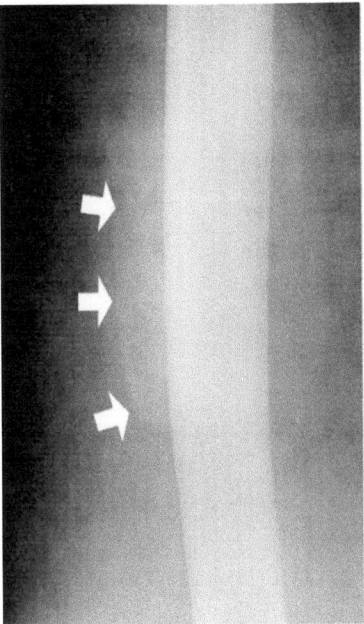 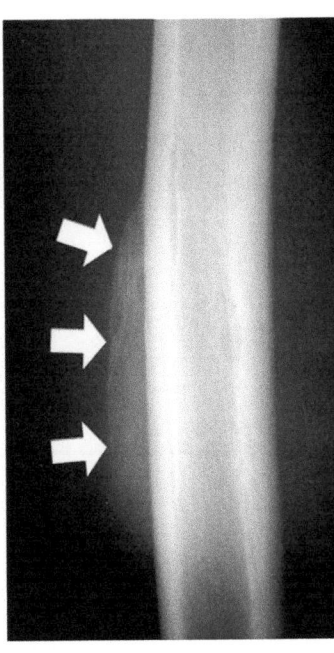

Figuur 5-1
Een myositis ossificans is op de röntgenfoto te zien als een vage schaduw (links). Na verloop van tijd 'rijpt' de diffuse botneerslag uit tot een beenschaal (rechts).

6 Acuut begonnen pijn in het rechterbovenbeen bij een 27-jarige voetballer, met zesmaal een recidief in de daaropvolgende 16 maanden

Marc Martens

In verband met klachten van zijn rechterbovenbeen bezocht een 27-jarige voetballer ons spreekuur.

Zestien maanden geleden was hevige pijn ontstaan aan de voorzijde van het bovenbeen tijdens het trappen tegen een bal. De pijn was ongeveer 20 cm distaal van de lies gelokaliseerd. Men diagnosticeerde een spierscheur van de m. rectus femoris. Patiënt werd gedurende zes weken fysiotherapeutisch behandeld. Tevens kreeg hij in deze periode niet-steroïdale antiflogistica (NSAID's). Na deze rustperiode werd de voetbaltraining hervat, waarbij de belasting geleidelijk werd opgevoerd.

Bij de eerste serieuze poging van de patiënt om hard tegen een bal te trappen, trad direct een recidief op. Opnieuw werd zes weken rust genomen, waarna de belasting nog geleidelijker werd opgevoerd. Na drie maanden ontstond ook nu weer een recidief. Dit gebeurde in totaal zesmaal in een periode van zestien maanden. Het laatste recidief is een week geleden opgetreden.

Patiënt bracht een MRI mee waarop het spierletsel duidelijk te zien was: een grote zone van fibrose en littekenvorming.

Status praesens

In rust heeft patiënt geen pijn.

Inspectie

- Normaal looppatroon.
- Forse atrofie van de m. quadriceps van het aangedane been.
- Duidelijk is ter hoogte van de m. rectus femoris een welving te zien, met direct distaal daarvan een inkeping (*figuur 6-1*).

Palpatie

In de inkeping is een harde, maar ook drukpijnlijke zone voelbaar.
De lokale huidtemperatuur is normaal.

Figuur 6-1
Duidelijk is ter hoogte van de m. rectus femoris een welving te zien, met direct distaal daarvan een inkeping. Deze foto betreft een andere patiënt met dezelfde blessure.

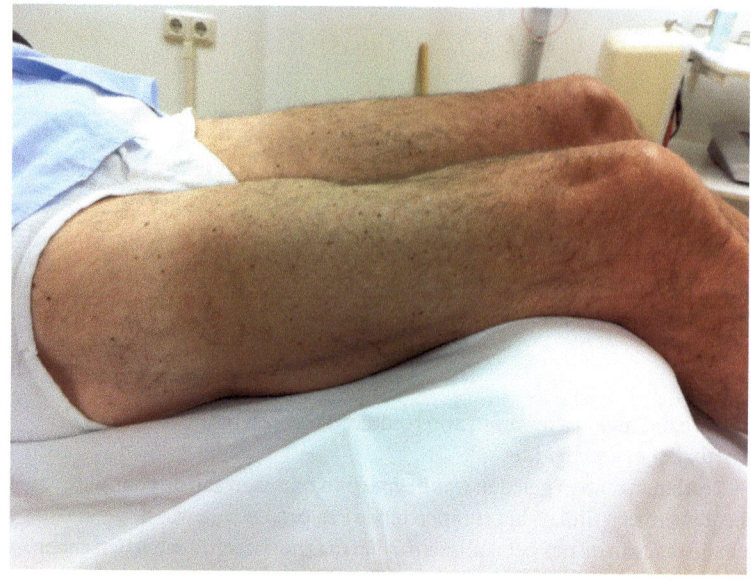

Functieonderzoek

Afgezien van een licht pijnlijke maximale passieve flexie van de knie is het functieonderzoek negatief.

Hoewel het laatste recidief slechts een week geleden ontstond, is ook extensie van de knie tegen weerstand negatief.

Diagnose

Recidiverende ruptuur van de spierbuik van de m. rectus femoris.

Interpretatie Spierletsels, vooral ter hoogte van de m. quadriceps, komen bij sporters frequent voor. Het betreft letsels door direct geweld, zoals een kniestoot, of, zoals in dit geval, een spontane ruptuur. Deze treedt op tijdens het trappen tegen een bal, het aanzetten tot een sprint, of bij een sprong.

Therapie

De behandeling is in principe conservatief en bestaat vanaf de eerste dag uit lichte contracties, voorzichtige massage en zeer voorzichtige rekkingen binnen de pijngrens. In een later stadium begint de progressieve spierversterking, altijd binnen de pijngrens en in de eerste zes weken nooit met explosieve contracties. Verder kan men proberen de kracht en stevigheid van het spierweefsel te vergroten met rustig uitgevoerde excentrische spierversterking.

In de eerste twee weken is het verstandig de behandeling te ondersteunen met een niet-steroïdaal antiflogisticum. Men dient nog ten minste twee weken na het klinisch herstel (patiënt kan nu zonder pijn explosief aanspannen) door te behandelen alvorens patiënt weer tegen een bal mag trappen. Wanneer men deze regels in acht neemt, is de prognose gunstig.

Wordt onvoldoende rust genomen, dan kan littekenweefsel (fibrose) ontstaan. Littekenweefsel is minder sterk dan spierweefsel en de kans op een recidief neemt daardoor toe.

Ontstaat er een recidief, dan is in eerste instantie opnieuw conservatieve behandeling geïndiceerd. Houdt men zich aan de therapeutische regels en treedt uiteindelijk steeds opnieuw een recidief op, dan kunnen operatief het littekenweefsel en eventuele cysten worden gereseceerd.

Om de omvang van het letsel te kunnen vaststellen is echografie het aangewezen onderzoek. Computertomografie en MRI zijn duurder en geven geen betere informatie dan echografie.

Differentiaaldiagnostisch moet worden gedacht aan myositis ossificans, een vorm van ectopische ossificatie in een spier (*zie hoofdstuk 5*).

Daar het bij deze patiënt al om het zesde recidief gaat, wordt besloten het littekenweefsel operatief te verwijderen en de m. rectus femoris zo anatomisch mogelijk te herstellen.

Follow-up

De totale revalidatieperiode bij deze patiënt duurde vier maanden. Daarna was voetballen weer zonder enige beperking mogelijk.

6a Addendum: spierruptuur

Koos van Nugteren

Een spierruptuur[a] treedt op wanneer de maximale belastbaarheid van de spier-peeseenheid wordt overschreden. Meestal ontstaat een spierruptuur als gevolg van een extreme excentrische contractie, omdat de spier daarbij de grootste kracht kan opbrengen. Een ruptuur van een spier treedt meestal op in de spier-peesovergang. Een spierscheur betreft niet alleen een beschadiging van contraherend spierweefsel, maar ook van het omringende bindweefsel, de bloedvaten en innerverende zenuwuiteinden.

Tijdens een goed gecontroleerde beweging zal niet snel een letsel optreden. Eerder ziet men rupturen ontstaan bij explosieve (contact)sporten zoals voetbal, badminton, basketbal en dergelijke.[1] Voorkeursplaatsen voor spierscheuren in de onderste extremiteit zijn de kuitspieren, de hamstrings, de m. quadriceps femoris en de heupadductoren.

Symptomen

De patiënt ervaart het ontstaan van een spierscheur meestal als een harde tik op de betreffende plek; het voelt aan als een 'zweepslag' en niet zelden kijkt de getroffen sporter om, om te kijken of iemand hem/haar tegen het been geschopt heeft. Na een grote spierscheur is lopen soms niet meer mogelijk; krukken zijn dan nodig om zich nog te kunnen voortbewegen. Vaak contraheren de spiervezels die het gerupturreerde gebied omringen om verdere tractie op de ruptuur te voorkomen. Daarom ziet men personen die een spierscheur in de kuit hebben vaak op de tenen lopen.

Soms is na een spierscheur een hematoom zichtbaar. Alleen als de bloeding zich kan verspreiden tot buiten de spierfascie, wordt na verloop van tijd een hematoom zichtbaar. Een hematoom na een forse spierscheur kan er spectaculair uitzien (*figuur 6a-1*).

Hemotoom

Als de spierfascie intact is, blijft het bloed binnen de spierfascie en is er geen hematoom waarneembaar. Een zichtbaar hematoom zegt niet zo veel over de ernst van de scheur. Een niet-zichtbaar hematoom kan juist veel pijn veroorzaken door de verhoogde druk die zich binnen de intacte spierfascie opbouwt.

---

a *Een spierruptuur wordt ook wel zweepslag of coup de fouet genoemd.*

Figuur 6a-1
Een hematoom na een dubbelzijdige hamstringruptuur.

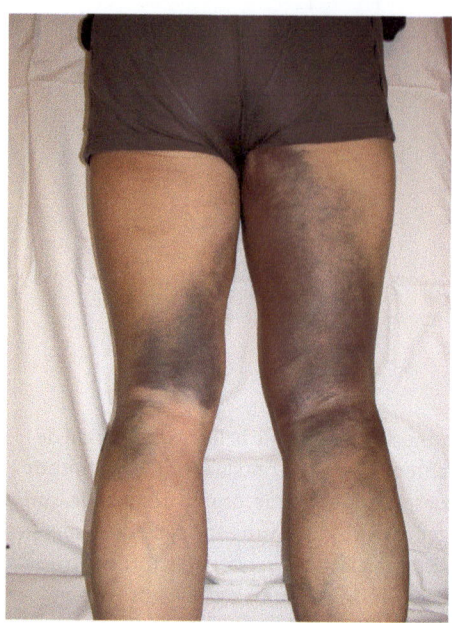

Genezingsproces

Na een ruptuur wordt direct het genezingsproces in gang gezet. Zoals na ieder weefselletsel begint de genezing met een inflammatie gedurende een paar dagen tot ongeveer een week. De duur van deze ontstekingsfase is afhankelijk van de ernst van het letsel. Daarna – in de proliferatiefase – produceren zich vermeerderende fibroblasten reparatiecollageen III. Ten slotte, in de remodelleringsfase, wordt dit 'reparatiecollageen' omgevormd tot normaal spierpeesweefsel. Gedurende deze genezingsprocessen moet de belasting op de aangedane spier-peeseenheid geleidelijk worden opgebouwd. Hoe minder de belasting, des te geringer is ook de belastbaarheid van het weefsel aan het einde van het genezingsproces.[2] Als echter te snel wordt belast, ontstaat risico op recidieven. De kunst is dus om tijdens de revalidatie de mate van belasting op de gelaedeerde spier goed te doseren.

Fibrose

Soms ontstaat ter plaatse van de spierscheur geen nieuw spierweefsel maar bindweefsel; deze littekenvorming wordt ook wel fibrose genoemd. Een litteken binnen een spier is een zwakke plek; er blijft dan een verhoogd risico bestaan op een recidief. Van de hamstrings bij voetballers is gebleken dat deze tweemaal zo veel kans hebben te ruptureren als in het verleden al eens een letsel van de hamstrings is opgetreden.[3]

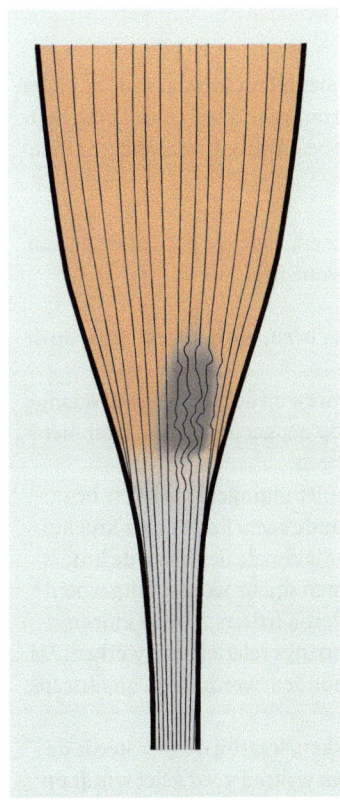

Figuur 6a-2
Fibrose: woekering van zwak degeneratief bindweefsel ter plaatse van het letsel.

Therapie

Al tijdens de ontstekingsfase mag de patiënt binnen de pijngrens voorzichtig onbelast bewegen om bewegingsbeperkingen te voorkomen. Als er na de ontstekingsfase toch bewegingsbeperkingen bestaan, zijn mobiliserende oefeningen nodig, waarbij ook aandacht besteed wordt aan normalisering van de spierlengte door rustige statische rekoefeningen. De therapie is dan gericht op het stimuleren van regeneratie van nieuw weefsel binnen het aangedane gebied. Aerobe oefeningen kunnen gedaan worden om circulatie en metabole processen in het gelaedeerde weefsel te optimaliseren. Gedoseerd functioneel bewegen, voor zover dat mogelijk is binnen de pijngrens, zal een goede oriëntatie van spiervezels en bindweefsel bevorderen. In de loop der tijd kan hierbij de belasting worden opgebouwd. Ten slotte is proprioceptieve training van belang; het risico op een recidief wordt dan minder groot. In het nieuw ontstane spierweefsel ontbreekt de zenuwvoorziening; het zal dus ook niet direct in staat zijn om kracht te leveren. Dit spierweefsel zal eerst opnieuw geïnnerveerd moeten raken. Een patiënt met een 'herstelde' spierscheur zal dus nog lange tijd een verhoogd risico lopen.

Oefentherapie

Goed gedoseerde oefentherapie vormt de sleutel tot herstel. Voor de onderste extremiteit zijn er vele mogelijkheden om het herstel en de belastbaarheid te bevorderen. De keuze van het type oefening is onder andere afhankelijk van de plaats van het letsel.

Enkele concrete mogelijkheden:
- Fietsen, aanvankelijk op de hometrainer en, zodra de patiënt veilig kan op- en afstappen, ook buiten op een gewone fiets.
- Zwemmen.
- Veel onbelast bewegen met de voet of het been, bijvoorbeeld in zit op de stoel.
- Voor de kuitspieren: in stand op de tenen en op de hakken gaan staan, aanvankelijk met het grootste gewicht op het gezonde been, later met steeds meer gewicht op het aangedane been.
- Voor de m. quadriceps: in stand lichte kniebuigingen (*squats*), te beginnen met het meeste gewicht op het gezonde been. Eerst lichte kniebuigingen en in een later stadium diepere. Maximale flexie van de knie is circa 100°. In een nog later stadium kunnen squats worden uitgevoerd met dumbells in de handen: wanneer hierbij halters vóór de knieën worden vastgehouden, moeten de hamstrings relatief hard werken. Als er halters langs het lichaam worden gehouden, wordt de m. quadriceps zwaarder belast.
- Lopen, indien nodig eerst nog met krukken, waarbij de voet steeds de grond raakt en gedoseerd belast wordt en waarbij goed gelet wordt op het looppatroon. Zodra dat mogelijk is: lopen zonder krukken.
- Steps-oefeningen, aanvankelijk met een laag bankje, later een hoger.
- Balanceren op één been. Als dit goed gaat moet het evenwicht steeds wat verstoord worden; dit kan door de patiënt een bal te laten gooien en vangen (bijvoorbeeld tegen een muur), of te laten voetballen enzovoort.
- In de oefenzaal kunnen allerlei soorten wankelplankjes of een trampoline gebruikt worden, waarbij ook weer het evenwicht verstoord wordt.
- Het maken van uitvalspassen (*lunges*); eerst kleine, later grotere passen.

Huiswerkoefeningen De meeste oefenvormen kan de patiënt zelf thuis uitvoeren. Een half uur oefentherapie op de praktijk zal nauwelijks effect hebben als de patiënt de rest van de tijd blijft stilzitten. Veel bewegen zal een stimulerende werking hebben op herstel van het weefsel. Het geven van informatie en het aanbieden van de mogelijkheden tot herstel zijn dan ook essentieel.

Sportspecifieke training Als de patiënt een sport uitoefent, is het verstandig na verloop van tijd ook meer sportspecifieke training erbij te geven om ook een goede belastbaarheid, kracht en coördinatie te verkrijgen onder extreme omstandigheden (*zie bijlage V*). Dit geldt in het bijzonder voor die takken van sport waarbij wordt gesprongen, zoals volleybal, basketbal en voetbal.

Literatuur

1 Cloke D, Moore O, Shab T, Rushton S, Shirley MD, Deehan DJ. Thigh muscle injuries in youth soccer: predictors of recovery. Am J Sports Med. 2012;40(2):433-9.
2 Berg F van den. Toegepaste fysiologie: bindweefsel van het bewegingsapparaat. Utrecht: Lemma BV; 2000, blz. 175.
3 Emery CA. Identifying risk factors for hamstring and groin injuries in sport: a daunting task. Clin J Sport Med. 2012;22(1):75.

7 Laterale bekken- en bovenbeenpijn links bij een 43-jarige vrouw, optredend tijdens hardlopen

Koos van Nugteren

Een sportieve 43-jarige vrouw had de gewoonte drie keer per week te gaan joggen. Zij liep dan ongeveer 15 km. Tijdens een vakantie in de bergen ontstond tijdens het hardlopen geringe pijn aan de laterale zijde van het linkerbekken en -bovenbeen. Dit gebeurde tijdens een lange afdaling. De pijn straalde uit tot aan de knie. Toen ze weer thuis was en weer in het vlakke land ging joggen bleef ze last houden. In eerste instantie was er sprake van geringe pijn, die pas ontstond na ongeveer 10 km. In de loop van enkele maanden werd de pijn geleidelijk sterker. Ze kreeg diverse behandelingen fysiotherapie. Men vermoedde dat een rugprobleem de oorzaak was; de behandelingen waren dan ook vooral gericht op rompstabiliteit (*core stability*). Een half jaar later kreeg ze echter al na enkele kilometers hardlopen zodanige pijn dat ze niet verder kon lopen dan vijf kilometer. Patiënte besloot een andere fysiotherapeut (KvN) te raadplegen. Deze raadde haar aan om eerst een half uur te gaan hardlopen alvorens voor de eerste afspraak naar de fysiotherapiepraktijk te komen.

Status praesens

Patiënte heeft tijdens hardlopen pijn aan de laterale zijde van bekken, bovenbeen en knie. In rust heeft ze geen last. Wel voelt ze geringe pijn als ze in zit op een stoel de benen kruist.

Algemene palpatie en inspectie

Geen bijzonderheden; ook op de loopband worden geen afwijkingen gezien in het looppatroon tijdens hardlopen.

Functieonderzoek

Het functieonderzoek van de lumbale wervelkolom is negatief.
 Passieve adductie van het linkerbeen provoceert in geringe mate herkenbare pijn.
 Het ontstaan van de pijn, de lokalisatie en het optreden van pijn na enige tijd hardlopen suggereren alle dat er sprake kan zijn van een frictiesyn-

Interpretatie

droom van de tractus iliotibialis; tijdens (hard)lopen schuift de tractus voor-achterwaarts over de trochanter major ter hoogte van de heup en over de laterale femurepicondyl ter hoogte van de knie (*figuur 7-1*). Dit laatste wordt ook wel een daalknie genoemd omdat deze vaak ontstaan bij bergwandelaars tijdens langdurig bergaf lopen.

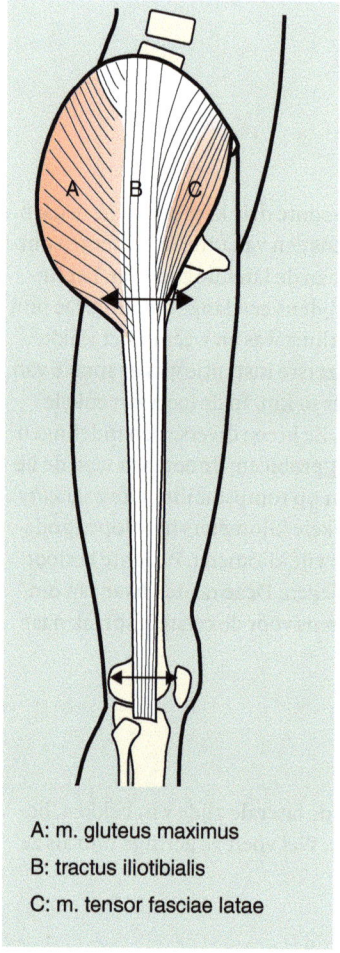

Figuur 7-1
Tijdens (hard)lopen schuift de tractus voor-achterwaarts over de trochanter major ter hoogte van de heup en over de laterale femurepicondyl ter hoogte van de knie.

A: m. gluteus maximus
B: tractus iliotibialis
C: m. tensor fasciae latae

Specifieke palpatie

- Er is sprake van herkenbare drukpijn op de linker trochanter major. Deze drukpijn is aan de rechterzijde niet aanwezig.
- Er is sprake van herkenbare drukpijn op de linker femurepicondyl. Ook deze drukpijn is aan de rechterzijde niet aanwezig. De proef van Noble (*figuur 7-2*) is positief.
- De weerstandstests zijn alle negatief.

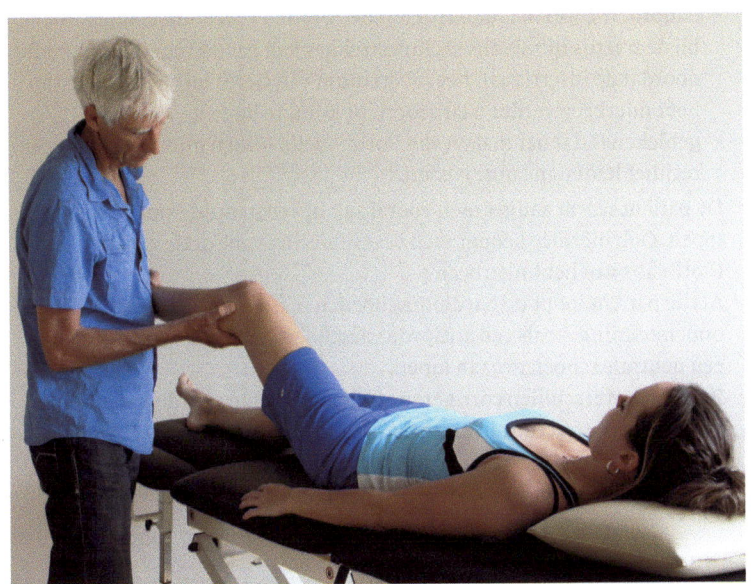

Figuur 7-2
De proef van Noble: de onderzoeker drukt met de duim op de laterale femurepicondyl terwijl hij de knie van patiënte buigt en strekt. De test is positief als hierbij herkenbare pijn wordt geprovoceerd.

Diagnose

Tractus-iliotibialisfrictiesyndroom ter hoogte van de trochanter major en ter hoogte van de laterale femurepicondyl.

Therapie

- De patiënt wordt aangeraden de eerste drie weken alle pijnprovocerende activiteiten achterwege te laten om de geïrriteerde locaties te laten herstellen; in de tussentijd is wel krachttraining mogelijk (zie verder).
- Krachttraining van de bovenbeenspieren, vooral van de m. quadriceps; het doel hiervan is omvangvermeerdering van de onder de tractus gelegen musculatuur zodat de tractus meer naar lateraal komt te liggen, weg van de trochanter en de femurepicondyl. Dagelijks thuis squatten of drie keer per week zwaar squatten in een fitnesscentrum is een goede mogelijkheid hiervoor, bij voorkeur in vier series van vijftien herhalingen.
- Krachttraining van de heupabductoren; deze bevinden zich aan de laterale zijde van het bekken en zijn, net als de m. quadriceps, bij een grotere omvang in staat om de tractus iliotibialis naar opzij te 'duwen'. Een achterwaartse afstap van een verhoging, met dumbells in de handen (4x 15x), is een goede mogelijkheid hiervoor. Het niet-aangedane been stapt hierbij langzaam als eerste af.
- Na drie weken relatieve rust (niet hardlopen): geleidelijk de hardlooptraining opbouwen. Hierbij moet men letten op de looptechniek:
  - adductie van de heupen tijdens het lopen (het doorzakken door de heup) moet worden afgeleerd omdat hierbij de tractus door rek extra op spanning komt;

- endorotatie van het onderbeen moet worden voorkomen omdat hierbij de tractus iliotibialis als kniestrekker kan gaan fungeren. Dit komt doordat de insertie aan het tuberculum van Gerdi bij endorotatie van het onderbeen verder naar anterieur komt te liggen;
- gebleken is dat het maken van korte, snelle passen minder snel tot een recidief leidt dan lange passen.[1]

– De patiënt wordt aangeraden vooral aan de rechterzijde van de weg te lopen. Ook hiermee beoogt men vermindering van frictie van de tractus iliotibialis van het linkerbeen.

– Als de patiënt loopt op hardloopschoenen met een te hoge mediale ondersteuning, zoals een antipronatieschoen, kan men overwegen op een neutrale schoen te gaan lopen.

– Beenlengteverschillen corrigeren als deze ontstaan zijn door een eerder opgelopen botfractuur in een been.

Figuur 7-3
Ilustratie van spieren die bij atrofie een tractus-iliotibialisfrictiesyndroom kunnen veroorzaken. Omvangvergroting van deze spieren zorgt ervoor dat de tractus iliotibialis naar opzij geduwd wordt.

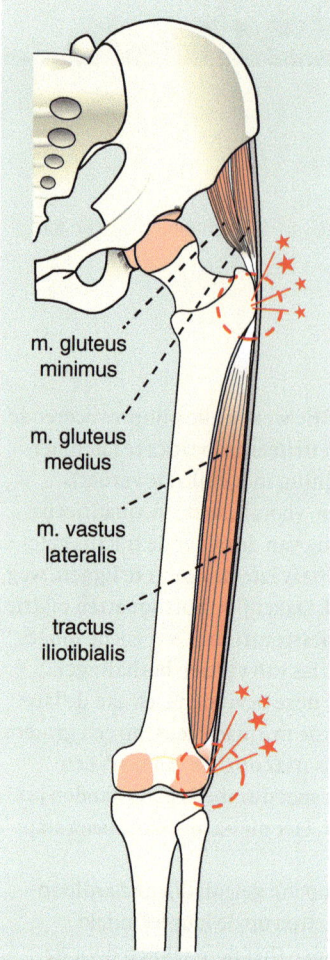

Patiënte start met een oefenprogramma bestaande uit spierversterkende oefeningen. Zij krijgt het advies om deze oefeningen minimaal drie maanden driemaal per week uit te voeren en daarna eenmaal per week te onderhouden. Drie weken na het begin van de oefentherapie begint patiënte weer voorzichtig met joggen, rekening houdend met de looptechniek. Verder loopt zij zo veel mogelijk aan de rechterzijde van de weg.

De klachten zijn niet meer opgetreden.

Follow-up

Bespreking

Een tractus-iliotibialisfrictiesyndroom ontstaat als er overmatige frictie optreedt van de tractus over de trochanter major of over de laterale femurepicondyl. Het geïrriteerde weefsel kan bot, pees, slijmbeurs en/of vetweefsel zijn. Als het frictioneren ter hoogte van de heup gepaard gaat met een 'knoep', dan wordt gesproken van een *snapping hip*.

Het is opmerkelijk dat bij deze patiënte beide lokalisaties drukpijnlijk zijn. Dit kan te maken hebben met een verminderde omvang van de bovenbeenmusculatuur, vooral van de m. vastus lateralis, die direct onder de tractus gelegen is. De tractus bevindt zich, als de onderliggende spier een geringe omvang heeft, dicht bij de femurschacht zodat gemakkelijker frictie ontstaat. Vooral duursporters kennen dit probleem.

Soms ontstaat de verminderde omvang doordat de patiënt in korte tijd veel is afgevallen; binnen de spier verdwijnt dan vetweefsel waardoor de omvang afneemt.

Een andere oorzaak is een langdurige periode van bewegingsarmoede, al of niet door ziekte, met als gevolg atrofie en omvangverlies van de bovenbeenmusculatuur. De therapie bestaat dan vooral uit krachttraining van de bovenbeenmusculatuur, zodat de omvang van deze musculatuur weer toeneemt.

Literatuur

1 Fredericson M, Wolf C. Iliotibial band syndrome in runners: innovations in treatment. Sports Med. 2005;35(5):451-9.

8 Acute pijn en zwelling van de linkerknie bij een 15-jarige balletdanseres, nadat zij 'door de knie was gezakt'

Marc Martens

Een 15-jarig meisje, dat al zeven jaar de balletschool bezocht (26 uur per week ballet), zakte tijdens een klassieke ballethouding (*plié*) plotseling door haar linkerknie. Zij kon daarna dit been niet meer belasten. Er werd onmiddellijk een ijspakking aangebracht en een opblaasbare spalk. Bij de eerstehulpafdeling van het dichtstbijzijnde ziekenhuis werden röntgenfoto's gemaakt, die negatief zouden zijn geweest.

Patiënte kreeg een open gipsspalk gedurende drie dagen. Daarna begon zij weer voorzichtig te oefenen. Dit was echter vanwege pijn vrijwel onmogelijk. Zij kreeg opnieuw een gipsspalk. Wij zagen patiënte zeven dagen na het initiële trauma.

Status praesens

In rust is er geen pijn. Zodra de knie wordt bewogen ontstaat deze echter: vanuit extensie zijn de eerste 25° pijnlijk, daarna verdwijnt de pijn, om bij 50° weer terug te komen. Verder buigen is onmogelijk.

Algemene palpatie en inspectie

- Er is een forse zwelling van de linkerknie, die ook duidelijk warmer is dan de rechterknie.
- Er is geen atrofie.
- Het lopen is moeilijk te beoordelen in verband met de gipsspalk. Zonder gipsspalk houdt de patiënte de knie stijf.
- Patiënte is zeer hypermobiel, wat zich onder andere uit in een abnormaal grote beweeglijkheid van de duimen en ellebogen. Dit zou familiair zijn.

Functieonderzoek

Beide knieën vertonen een hyperextensie van 15°. De flexie is vooral pijnlijk tussen 5 en 15°. Na 50° is verdere flexie vanwege pijn onmogelijk.

De apprehensiontest van de patella is positief, dat wil zeggen: bij het passief bewegen van de patella naar lateraal ontstaat onmiddellijk aanspanning van de m. quadriceps. De *moving patellar apprehension test* (*zie bijlage* III), de betrouwbaarste test voor patella-instabiliteit, is hierdoor niet volledig uit te voeren en kan dus als positief worden beoordeeld.

Specifieke palpatie

Er is heftige drukpijn ter hoogte van de mediale rand van de patella.

Interpretatie

Als iemand, zonder dat er sprake is van een trauma, spontaan door de knie zakt en valt, waarna de knie acuut opzwelt, dient men in de eerste plaats te denken aan een patellaluxatie. Een patella luxeert bijna altijd naar lateraal; het gebeurt meestal als de knie in valgus en het onderbeen in exorotatie staat (figuur 8-2). Een voorstekruisbandruptuur kan overigens ook in deze positie optreden.

Een patellaluxatie komt vooral voor bij hypermobiele jonge mensen. Differentiaaldiagnostisch kan men denken aan een kraakbeenletsel of een voorstekruisbandruptuur.

In het hier beschreven geval lijkt een patellaluxatie het aannemelijkst. De positieve apprehensiontest bevestigt dit vermoeden. Drukpijn mediaal van de patella ontstaat meestal door afscheuring of verrekking van het mediale patellofemorale ligament tijdens de luxatie. Men noemt deze drukpijn ook wel het teken van Basset.[a] Heftige drukpijn op de mediale patellarand kan ook wijzen op beschadiging van de patella zelf.

Röntgenfoto's zijn in dergelijke gevallen belangrijk, omdat frequent fragmenten van de patella worden afgerukt. Besloten wordt opnieuw conventionele röntgenopnamen te maken.

Aanvullend onderzoek

Conventionele laterale röntgenopname van de linkerknie (mediaal aanzicht) toont een groot los botfragment afkomstig van de patella, als gevolg van een patellaluxatie (figuur 8-1).

Diagnose

Traumatische patellaluxatie met een losliggend botfragment bij een patiënte met algemene gewrichtshypermobiliteit.

Therapie

Besloten wordt de patiënte operatief te behandelen. Hierbij worden een laterale 'release'[b] en een mediale *reefing*[c] uitgevoerd. Tevens wordt het losse botfragment verwijderd en wordt het mediale facet van de patella, waarvan het botfragment afkomstig was, gecuretteerd.

---

a Uitgebreide informatie over de patellaluxatie is te vinden in een eerdere uitgave van Orthopedische Casuïstiek: Onderzoek en behandeling van anterieure kniepijn.
b Bij een laterale release wordt het ligamentum patellofemorale verlengd.
c Reefing = inkorten, inbinden.

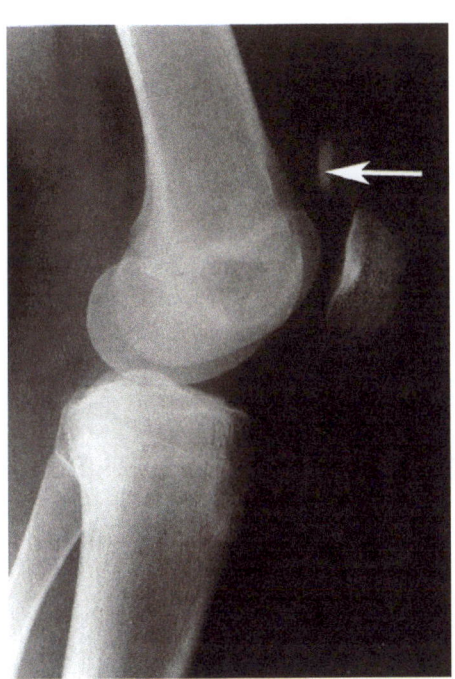

Figuur 8-1
De conventionele röntgenfoto toont een groot los botfragment (pijl), proximaal van de patella.

Patiënte krijgt in totaal vier weken gipsimmobilisatie en aansluitend fysiotherapie, waarbij de nadruk wordt gelegd op spierversterking en proprioceptieve oefeningen.

Drie maanden na het verwijderen van het gips is zij geheel klachtenvrij en kan zij haar balletlessen weer probleemloos volgen.

Follow-up

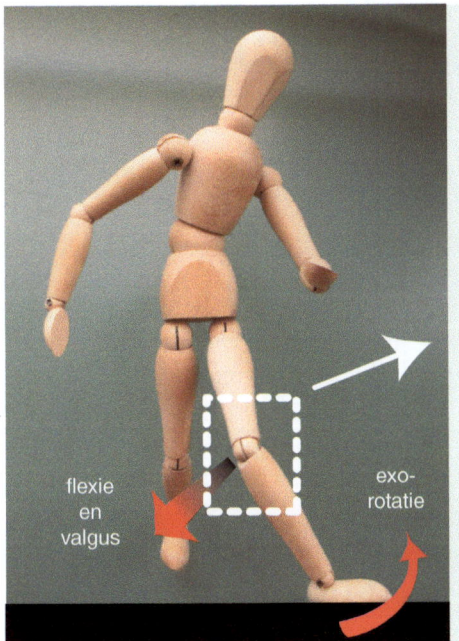
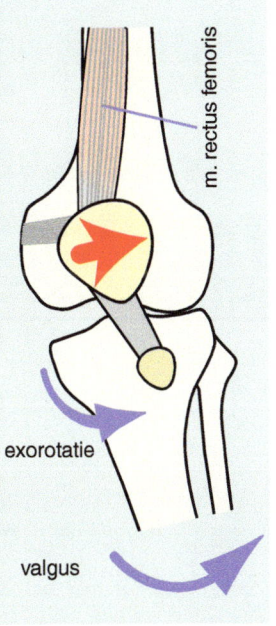

Figuur 8-2
Ontstaansmechanisme van een patellaluxatie of een voorstekruisbandruptuur: een exorotatie-valgustrauma.

9 Een 25-jarige voetballer met een – volgens MRI-onderzoek – partiële ruptuur van de voorste kruisband

Marc Martens

Tijdens een torsietrauma van zijn rechterknie hoorde en voelde een 25-jarige voetballer een duidelijke krak. Enkele uren later was de knie fors gezwollen. Patiënt werd naar het dichtstbijzijnde ziekenhuis vervoerd, waar men op de afdeling spoedgevallen een punctie verrichtte waarbij bloed uit de knie geaspireerd werd. Daarna werd de knie getest: de enige stabiliteitstest die volgens de patiënt werd verricht, was de klassieke voorste schuifladetest in 90º flexie. Deze test was negatief. Men verwees de patiënt voor MRI-onderzoek, dat een week later werd uitgevoerd. Volgens het verslag van dit onderzoek zou er sprake zijn van een partiële ruptuur van de voorste kruisband.

Omdat men afging op de juistheid van dit verslag en de afwezigheid van een positieve voorste schuifladetest in 90° knieflexie, werd besloten tot conservatieve behandeling. Na drie maanden voelde de patiënt zich sterk genoeg om zijn voetbaltraining weer te hervatten. Bij de eerste collectieve training had hij last van een gevoel van onzekerheid in de knie en vier weken later zakte hij er weer volledig doorheen.

Patiënt twijfelde inmiddels aan de diagnose en raadpleegde ons.

Status praesens

Patiënt heeft in rust geringe pijn die toeneemt bij belasten. De knie voelt warm en strak aan, aldus de patiënt.

Inspectie

De rechterknie is duidelijk gezwollen en er bestaat een matige atrofie van de m. quadriceps.

Palpatie

Er bestaat een hydrops en de temperatuur van de knie is verhoogd.

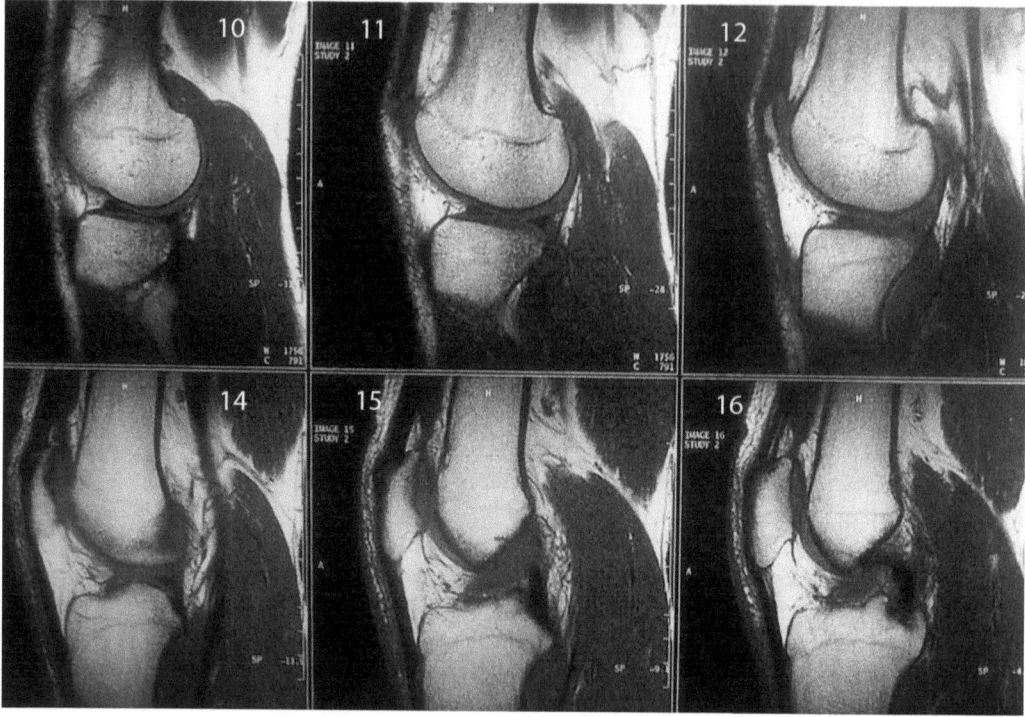

Figuur 9-1
Op de beelden 15 en 16 van deze MRI-opname zou een partiële ruptuur van de voorste kruisband te zien zijn.

Functieonderzoek

De lachman-test en de pivot-shifttest zijn beide positief, wat wijst op een totale ruptuur van de voorste kruisband.

Interpretatie Een totale ruptuur van de voorste kruisband is klinisch vast te stellen, mits men de juiste tests verricht. Het alleen vertrouwen op de klassieke voorste schuifladetest wordt al lang onvoldoende geacht. In veel gevallen is deze test negatief, terwijl de meer functionele tests, zoals bij deze patiënt uitgevoerd, duidelijk positief zijn. Verder is ook het gevoel van door de knie zakken voor de patiënt goed herkenbaar. MRI is niet het aangewezen onderzoek om na te gaan of de ruptuur volledig dan wel partieel is. Dit soort onderzoek wordt op grote schaal uitgevoerd, met als gevolg dat bij vele patiënten ten onrechte de diagnose 'partiële voorstekruisbandruptuur' wordt gesteld. Een partiële voorstekruisbandruptuur is echter zeldzaam.

Vooral bij sporters die frequent om hun as roteren, zoals voetballers, basketballers en volleyballers, is het van belang om direct de juiste diagnose te stellen, omdat men anders onnodig veel tijd verliest.

Bij deze patiënt wordt een artroscopie uitgevoerd: hieruit blijkt dat, bij een intacte synoviale bekleding, de voorste kruisband volledig gerupureerd is (*figuur 9-2*).

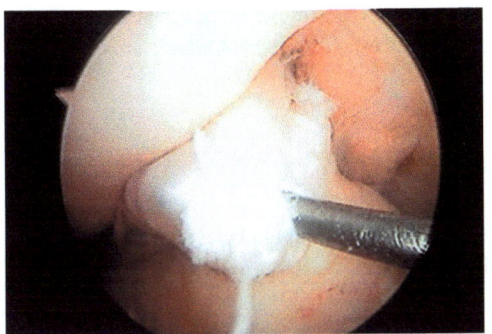

Figuur 9-2
Artroscopische opname toont een voorste kruisband die volledig geruptureerd is.

Diagnose

Voorstekruisbandruptuur.

Therapie

Er wordt een voorstekruisbandplastiek uitgevoerd met gebruik van het middelste een derde deel van de patellapees *(figuur 9-3)*.

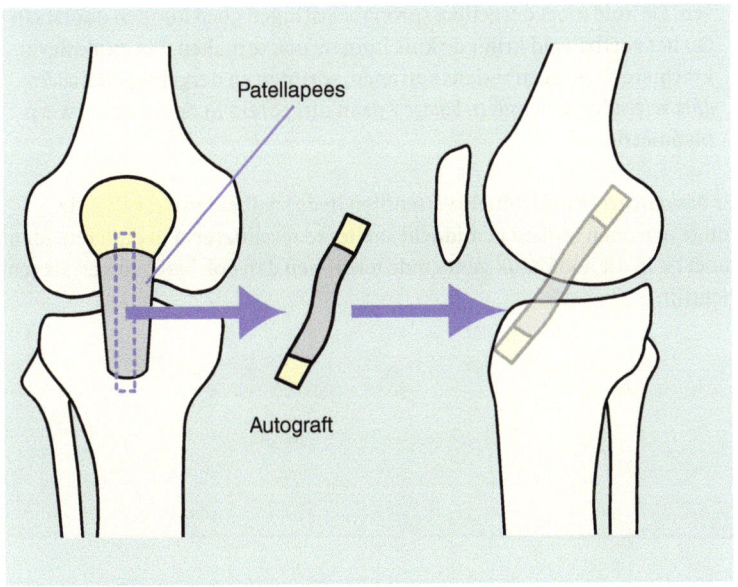

Figuur 9-3
Er werd een voorstekruisbandplastiek uitgevoerd met gebruik van het middelste een derde deel van de patellapees.

Revalidatie[a]

De kwaliteit van de revalidatie bepaalt in hoge mate het resultaat van de operatie. Lange tijd werd verondersteld dat een goede revalidatie ongeveer een jaar moet duren. Gebleken is dat een veel snellere opbouw in de belas-

---

a Uitgebreide informatie over dit onderwerp is te vinden een eerdere uitgave van *Orthopedische Casuïstiek: Onderzoek en behandeling van de knie*, hoofdstuk 5a.

ting voor de meeste patiënten zonder risico mogelijk is; een veel kortere revalidatie (5-6 maanden) is in de meeste gevallen voldoende om optimaal resultaat te bereiken.

Richtlijn bij het opbouwen van de belasting

De kunst is om de juiste dosering te vinden bij het belasten van de knie. In het algemeen voelt de patiënt tamelijk goed aan wat de knie kan verdragen; het functioneel belasten van de knie op geleide van de pijn wordt dan ook aanbevolen.

- Meestal kan de patiënt een week na de operatie zonder krukken lopen. Daarna moet het looppatroon nog worden verbeterd. Wandelen en lopen op de loopband (al of niet met een hellingshoek) zijn mogelijkheden hiervoor.
- Na circa zes weken kan men beginnen met buiten fietsen en voorzichtig joggen.
- Na twee maanden kan men voorzichtig beginnen met sportspecifieke training.
- Na vier maanden wordt veel aandacht besteed aan sportspecifieke behendigheid en opbouw van de belasting.
- Als laatste en intensiefste onderdeel van de revalidatie worden plyometrische oefeningen voor de onderste extremiteit (sprongvormen) gegeven. De knie moet dergelijke sprongbelastingen goed kunnen doorstaan. Op het voetbalveld krijgt de knie immers ook te maken met explosieve krachtsinwerkingen tijdens springen, sprinten en dergelijke. *Het addendum volgend op deze casus en bijlage V* gaan uitgebreid in op het onderwerp plyometrie.

Er bestaan grote individuele verschillen in de snelheid van revalidatie. Jonge personen blijken gemiddeld sneller te revalideren dan ouderen. Men moet de in dit hoofdstuk genoemde termijnen dan ook beschouwen als een richtlijn.

9a Addendum: plyometrie

Patty Joldersma

Kracht is een grondmotorische eigenschap die in bijna elke sport een belangrijke rol speelt.[1] Er zijn verschillende methoden om de kracht te verbeteren. Plyometrie is in de krachttraining een relatief nieuw begrip dat pas eind jaren tachtig echt onder de aandacht kwam, vooral in de (top)sport, toen bleek dat deze trainingsmethode de sportprestaties, waaronder de spronghoogte, kon verbeteren.[1]

Plyometrie kan worden gedefinieerd als een beweging waarbij het lichaam een snelle deceleratie maakt, direct gevolgd door een snelle acceleratie in tegengestelde richting.[2] Bij een plyometrische oefening wordt de te trainen spier eerst op rek gebracht door een tegengestelde beweging te maken (*countermovement*), om vervolgens extra krachtig en explosief concentrisch te kunnen contraheren. Men kan hierbij denken aan een afsprong van een verhoging gevolgd door een maximale verticale of horizontale sprong (*figuur 9a-1*); de m. quadriceps werkt hierbij eerst excentrisch en direct erna concentrisch.

Andere voorbeelden van plyometrie zijn de snelle achterwaartse armbeweging voorafgaand aan een worp, de achterzwaai van een forehand bij tennis, de achterzwaai van het schietbeen bij voetbal of het kappen, sprinten, afremmen, wenden en keren in de sport.

Plyometrie is een van de intensiefste trainingsmethoden en het wordt dan ook steeds meer gebruikt in de (top)sport. Plyometrietraining van de onderste extremiteit is geschikt voor praktisch elke atleet die een sport beoefent waarin springen en/of sprinten voorkomt, zoals atletiek, voetbal, volleybal, basketbal, hockey of honkbal.[2,3] Het springen, sprinten, afremmen, van richting veranderen en een deel van het verdedigende voetenwerk zijn plyometrische bewegingen.

Met behulp van plyometrietraining kan iemand hoger springen en/of verder springen, verder werpen, harder schoppen, sneller rennen, sneller starten, harder slaan, sneller aanzetten, wenden en keren enzovoort. Omdat bij deze trainingsvorm het neuromusculaire systeem sterk aangesproken wordt, leidt plyometrietraining tot een verbetering van allerlei motorische acties en vaardigheden.[1]

Plyometrie en prestatieverbetering

Figuur 9a-1
Drop jump gevolgd door kastsprong.

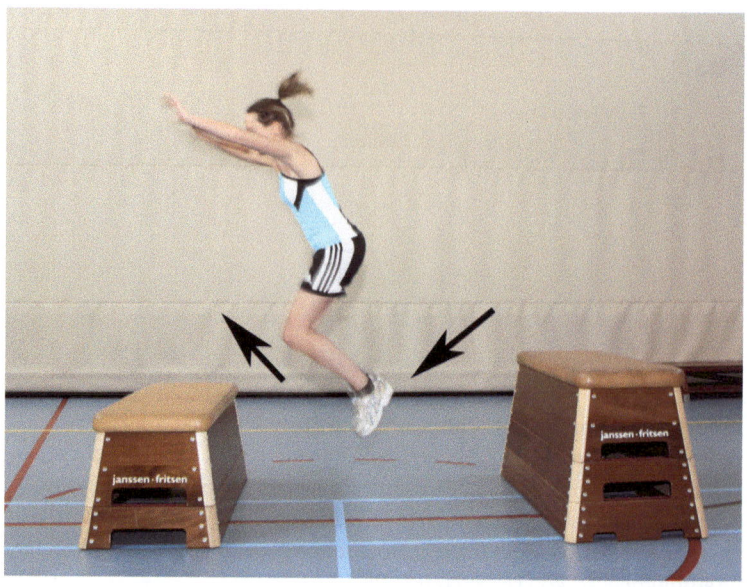

Plyometrie en revalidatie

Een voordeel van plyometrietraining is dat er weinig tot geen materiaal voor nodig is;[1] plyometrische oefeningen van de onderste extremiteit worden vooral met het eigen lichaamsgewicht uitgevoerd.

Plyometrie wordt steeds vaker gebruikt in de sportrevalidatie. Het kan helpen om sporters na een blessure veilig en succesvol te laten terugkeren naar hun sport, omdat het de brug vormt tussen traditionele krachttraining en sportspecifieke training. Plyometrie bestaat uit een combinatie van kracht en snelheid. Het is een functionele manier van trainen omdat de overgang van excentrische naar concentrische spiercontracties, dus de plotselinge verandering van bewegingsrichting, veelvuldig voorkomt in de sport.

Stretch Shortening Cycle

Plyometrie berust op een fysiologisch verschijnsel dat de *Stretch Shortening Cycle* (SSC) genoemd wordt. Het stretch-shortening-cyclefenomeen zorgt ervoor dat een spier meer kracht kan produceren nadat deze eerst snel is uitgerekt. Het kan worden gedefinieerd als de optimale excentrische contractie, onmiddellijk gevolgd door een maximale concentrische contractie van dezelfde spier.[2] Het is dus een opeenvolging van afremmen, stoppen/keren en versnellen in een min of meer tegengestelde richting (*countermovement*).[2]

Het doel van plyometrie is om de tijd tussen de excentrische en concentrische contractie (de amorizationfase ofwel de contacttijd) te minimaliseren.[2]

Drie fasen

Een plyometrische beweging/oefening doorloopt drie fasen:
1 *Excentrische fase*: Een plyometrische beweging begint met een snelle excentrische spiercontractie. Er treedt in deze fase maximale voorrek

van de spier (*pre-stretch*) op; de spier wordt als een elastiek gespannen. De beweging wordt afgeremd, er wordt elastische energie in de spier opgeslagen, de spierspoeltjes worden gestimuleerd, de peesreflex treedt op en in de spier wordt kracht opgebouwd. Deze fase wordt ook wel de pre-stretchfase, negatief-dynamische fase of deceleratiefase genoemd.

2 *Omzetfase of amorizationfase*: dit is de fase waarin van richting veranderd wordt. Tijdens deze fase wordt een excentrische contractie omgezet in een concentrische contractie. De pauze tussen de excentrische en de concentrische fase dient zo kort mogelijk te zijn als men optimaal gebruik wil maken van het plyometrische effect, ofwel van het stretch-shortening-cyclefenomeen.[2] Met deze fase wordt ook wel de contacttijd bedoeld; de tijd dat de voeten contact hebben met de grond bij het neerkomen en weer opspringen. Hoe korter de contacttijd, hoe beter. Dit is de belangrijkste fase voor het goed uitvoeren van een plyometrische oefening.

3 *Concentrische fase*: De laatste fase van een plyometrische beweging bestaat uit een maximale concentrische spiercontractie waarbij de spier tijdens de contractie in korte tijd verkort. In deze fase is de stretchreflex actief en wordt de opgeslagen elastische energie gebruikt om zo veel mogelijk kracht te leveren; de elastische energie komt nu vrij. Dit is de fase waarin men versnelt: daarom wordt het ook wel de acceleratiefase genoemd.

> **Voorbeelden van het stretch-shortening-cycleprincipe uit de praktijk**
>
> Wil men omhoog of naar voren springen, dan veert men eerst snel iets in om zo hoger of verder te kunnen springen. Een *countermovement jump*, waarbij men eerst door de knieën zakt voordat men omhoog springt (pre-stretch), levert een hogere sprong op dan de squat jump, waarbij men vanuit een doorgezakte kniepositie vanuit stilstand omhoog springt (statische startpositie). Dit terwijl men in beide gevallen even ver door de knieën zakt en er dus sprake is van eenzelfde versnellingstraject.[4]
>
> Wil men bovenhands een bal gooien, dan beweegt men de arm eerst snel naar achteren, in maximale exorotatie (late-cockingpositie) om voorrek (pre-stretch) van de endorotatoren te krijgen voordat men de bal weggooit. Zo krijgt men voorafgaand aan de worp alvast een activatie van de excentrisch werkende endorotatoren waardoor de daaropvolgende werpbeweging (endorotatie) krachtiger en explosiever zal starten dan wanneer vanuit een isometrische positie van de arm wordt geworpen.
>
> Wil men een bal schoppen, dan zwaait men het been eerst kort en snel naar achteren voordat men schiet.
>
> Maakt men een forehand met tennis, dan beweegt men de arm eerst snel naar achteren voordat men uithaalt.

Fysiologie

Er bestaan verschillende theorieën die verklaren waarom met plyometrietraining meer kracht en explosiviteit gecreëerd kunnen worden dan met 'gewone' krachttraining:
- Opgeslagen elastische energie (mechanische verklaring): gedurende de excentrische fase (pre-stretch) van de beweging wordt elastische energie opgeslagen in de elastische delen van het spier-peescomplex. Tijdens de concentrische fase komt deze elastische energie vrij en kan deze opslag van energie worden toegevoegd aan de kracht van de concentrische contractie. Hierdoor kan uiteindelijk meer krachtoutput gegeven worden.[2,5] Als de concentrische fase niet direct op de excentrische fase volgt, gaat de elastische energie verloren.[2]
- Stretchreflex (neurofysiologische verklaring): Tijdens een plyometrische beweging treedt gedurende de excentrische fase een myotatische reflex op, wat inhoudt dat de spier reflexmatig maximaal contraheert na een plotselinge verlenging (uitrekking) van de spier. Dit zorgt voor een grotere concentrische contractie dan wanneer deze spierspoelactivatie niet optreedt.[1]
- Het stretch-shortening-cyclefenomeen maakt dat er tijdens de overgang van de excentrische naar de concentrische contractie extra tijd is om kracht op te bouwen in de spier, voorafgaand aan de concentrische contractie.[2,4] Tijdens deze amorizationfase (omzetfase) is er meer tijd voor de contractiele elementen in de spier om extra *crossbridges* (actine-myosinebruggen) te vormen. Deze crossbridges kunnen meer power leveren tijdens het eerste gedeelte van de concentrische actie.[4] Dit betekent dat er bij aanvang van de concentrische actie al een verhoogd activatieniveau aanwezig is in de spier en dat er al een bepaalde mate van kracht is opgebouwd in de spier voorafgaand aan de concentrische contractie. Het afremmen van een beweging (excentrische contractie) kost namelijk meer kracht dan het handhaven van een positie (isometrische contractie).
- Golgi-peesreflex: tijdens de excentrische fase treedt een peesreflex op die tot stand komt door het golgi-apparaat. De peesreflex zorgt ervoor dat grotere aantallen motorunits worden gerekruteerd voorafgaand aan de concentrische fase. Tevens vertonen de motorunits een hogere impulsfrequentie en een betere synchronisatie tijdens de contractie.

In het verleden werd het prestatieverhogende effect van plyometrietraining vooral toegeschreven aan de opslag van elastische energie in de spier tijdens de afremmende beweging (excentrische fase). Echter, tegenwoordig denkt men dat het positieve effect van plyometrie vooral gezocht moet worden in de vooractivatie van de spier door de vorming van extra crossbridges tijdens de excentrische fase (pre-stretch) en dus de grotere krachtopbouw van de spier bij aanvang van de concentrische contractie.

Springen en werpen   Veelal wordt voor plyometrie de term 'sprongtraining' gebruikt. Echter, sprongtraining is slechts een onderdeel van de plyometrie. Er bestaan plyometrische oefeningen voor zowel het onder- als het bovenlichaam. Sprongvormen worden gebruikt om de onderste extremiteit plyometrisch te trainen, terwijl het bovenlichaam plyometrisch versterkt wordt met gooi- en werpbewegingen, bijvoorbeeld met medicineballen, en uitduwbewegingen zoals push-ups.

Classificatie van de oefeningen

Er bestaan verschillende classificaties van plyometrische oefeningen voor de onderste extremiteit. Een daarvan is die van Tyler en Cuoco (2004) waarin de sprongvormen als volgt geclassificeerd worden:[6]

- Jumps[a] (*ground jumps*): Bewegingen die eindigen met een landing op een of twee voeten. Een staande sprong wordt uitgevoerd met maximale inzet in verticale, horizontale of zijwaartse richting. Dit is ofwel een eenmalige sprong ofwel meer sprongen achter elkaar. Vaak zit er een rustpauze tussen. *Voorbeelden: squat jump, countermovement jump, 180° jump, box jump.*
- Hops[b]: Serie bewegingen ingezet en beëindigd met landing op een of twee voeten. Men landt op hetzelfde been als waarmee men afzet. De sprongen worden meerdere malen achter elkaar uitgevoerd; dit is dus geen eenmalige maximale sprong, maar een combinatie van sprongen (*multiple hops/jumps*). *Voorbeelden: touwtje springen, leg hops, zigzag hops, leg lateral hops, tuck jumps, hurdle jumps, lateral hurdle jumps.*
- Bounds[c]: Serie bewegingen waarbij er afwisselend op een van de voeten wordt geland. Men landt dus niet op het been waarmee men afzet. Springt men met links, dan landt men op rechts. De sprongen worden meerdere malen achter elkaar uitgevoerd; dit is dus geen eenmalige maximale sprong, maar een combinatie van sprongen. *Voorbeelden: alternate leg bounding, single leg bounding (schaatspassen).*
- Dieptesprongen (*drop jumps/depth jumps*): Hierbij wordt vanaf een bepaalde hoogte gesprongen. Zodra contact wordt gemaakt met de grond, springt men direct omhoog. Dit zijn de intensiefste plyometrische sprongvormen. *Voorbeeld: drop jump (figuur 9-1).*

Illustraties van bovenstaande sprongvormen zijn te vinden in bijlage V.
Het streven bij alle sprongvormen is om de contacttijd met de grond zo kort mogelijk te houden en dus zo snel mogelijk weer op te springen zodra de voeten de grond raken.
Het is goed om plyometrische sprongvormen te combineren met 'normale' krachtoefeningen (zoals squats en lunges), sprintvormen en *agility training* (bijvoorbeeld speedladdertraining).[d]

---

a   To jump = *springen.*
b   To hop = *huppen, hinken.*
c   To bound = *springen, stuiteren.*
d   Agility = *behendigheid, beweeglijkheid, vlugheid, alertheid. Een speed ladder is een touwladder; deze wordt op de grond gelegd. Speedladdertraining bestaat uit het razendsnel maken van stappen, in en over de touwladder, op verschillende manieren en in verschillende richtingen. Om deze reden wordt een speed ladder ook wel een agility ladder genoemd.*

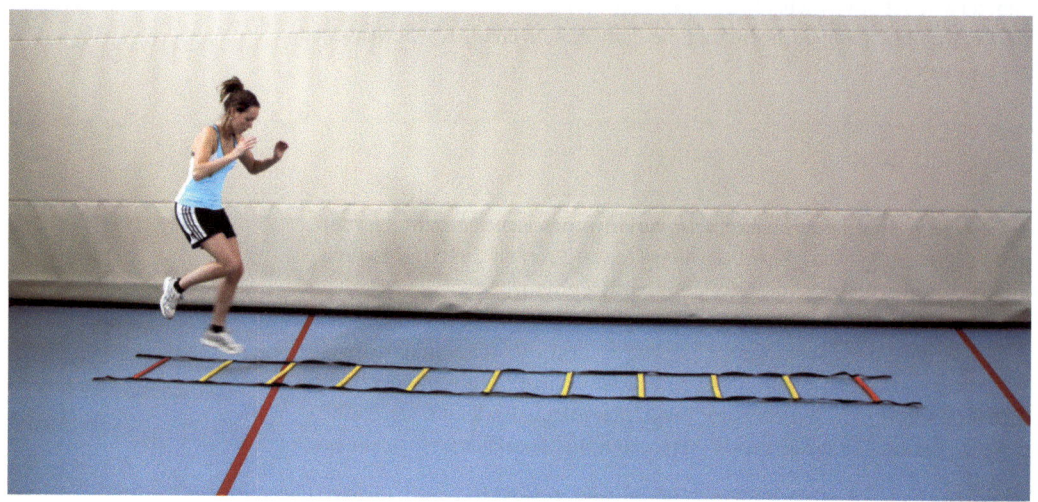

Figuur 9-2
Agility training bestaat uit het razendsnel maken van stappen of sprongen, bijvoorbeeld met gebruikmaking van een 'speedladder' (touwladder).

Keuze van de oefening

Welke oefeningen er worden uitgevoerd tijdens een plyometrietraining is mede afhankelijk van de tak van sport. Sporters die veel omhoog moeten springen in hun sport en dus afhankelijk zijn van de verticale bewegingsmomenten, zoals volleyballers, basketballers, korfballers en hoogspringers, leggen in de plyometrietraining vooral het accent op de verticale sprongen, terwijl voetballers, tennissers en rugbyers de nadruk juist leggen op de horizontale sprongen, zowel in voor-achterwaartse als in zijwaartse richting. Voor deze laatste sporters zijn plyometrische bewegingen als sprinten, afremmen, wenden, keren en het plotseling van richting veranderen belangrijk. Dus moet er ook in deze richtingen getraind worden.

In bijlage V worden allerlei plyometrische oefeningen van de onderste extremiteit besproken en geïllustreerd.

Literatuur

1 Rezaimanesha D, Parisa Amiri-Farsanib P, Saidian S. The effect of a 4 week plyometric training period on lower body muscle EMG changes in futsal players. Procedia Soc Behav Sci. 2011;15:3138-42.
2 MacLean, E. A theoretical review of lower body plyometric training and the appropriateness for inclusion in athletic conditioning programs. Perth: School of Exercise, Biomedical, and Health Sciences, Edith Cowen University, pp. 1-9.

3 Masamoto N, Larson R, Gates T, Faigenbaum A. Acute effects of plyometric exercise on maximum squat performance in male athletes. J Strength Cond Res. 2003;17(1):68-71.
4 Bobbert MF, Gerritsen KG, Litjens MC, Soest AJ van. Why is countermovement jump height greater than squat jump height? Med Sci Sports Exerc. 1996;28(11):1402-12.
5 Chimera NJ, Swanik KA, Swanik CB, Straub SJ. Effects of plyometric training on muscle-activation strategies and performance in female athletes. J Athl Train. 2004;39(1):24-31.
6 Tyler F, Cuoco A. Plyometric training and training drills. In: James R. Andrews MD, Kevin E. Wilk PT (eds.). Physical rehabilitation of the injured athlete. New York: Saunders; 2004.

10 Geleidelijk ontstane laterale kniepijn bij een 14-jarige sportieve jongen

Marc Martens en Dos Winkel

Vijf weken geleden ontstond geleidelijk pijn aan de laterale zijde van de linkerknie bij een 14-jarige basketballer. Aanvankelijk was de pijn vooral ná het sporten aanwezig, later ook tijdens, vooral bij draaibewegingen. Soms blokkeerde de knie, maar dat duurde nooit langer dan een fractie van een seconde. Tweemaal was de knie na een wedstrijd licht gezwollen.

De huisarts van de patiënt vermoedde (terecht) een meniscusscheur en verwees hem naar onze dienst.

Status praesens

In rust heeft patiënt geen pijn. De knie kan niet helemaal gestrekt worden, aldus de patiënt.

Inspectie

We zien een atletische jongeman met lichte atrofie van de musculatuur van het linkerbovenbeen. Er is geen zichtbare zwelling.

Palpatie

Minihydrops en een licht gezwollen, gevoelige laterale gewrichtsspleet.

Functieonderzoek

- Pijnlijke en licht beperkte passieve extensie.
- Pijnlijke en licht beperkte passieve flexie.
- Pijnlijke passieve endorotatie, meer dan exorotatie.
- Pijnlijke mcmurray-test, met een duidelijk hoorbare en zeer pijnlijke knak bij endorotatie-valgus.
- De thessaly-test is positief (*zie bijlage* III).

In eerste instantie lijkt dit een klassieke meniscusgeschiedenis. 'Gewone' laterale meniscuslaesies komen op deze leeftijd echter zelden voor; meestal zijn deze het gevolg van een scheur in een discoïde meniscus (vaker bij

Interpretatie

meisjes dan bij jongens). Artroscopie is in dergelijke gevallen de aangewezen behandeling.

Aanvullend onderzoek

Beeldvormend onderzoek Beeldvorming is eigenlijk niet nodig, omdat de discoïde vorm van een meniscus gewoonlijk op zowel CT- als MRI-opnamen goed zichtbaar is, maar een scheur vaak niet. In het kader van een studie werden bij een aantal van onze patiënten (waaronder deze) de MRI-bevindingen vergeleken met de artroscopische bevindingen.

Zowel de frontale als de sagittale coupes tonen bij deze patiënt een laterale discoïde meniscus (*figuur 10-1 en 10-2*). Een scheur is echter niet zichtbaar op de MRI-opnamen.

Artroscopie Tijdens artroscopie wordt een grote hengselscheur van de discoïde laterale meniscus vastgesteld.

Figuur 10-1
Een frontale MRI-coupe van de linkerknie toont duidelijk een laterale discoïde meniscus (witte pijl). Vergelijk de discoïde laterale meniscus met de normale mediale meniscus (zwarte pijl). Een scheur is niet zichtbaar.

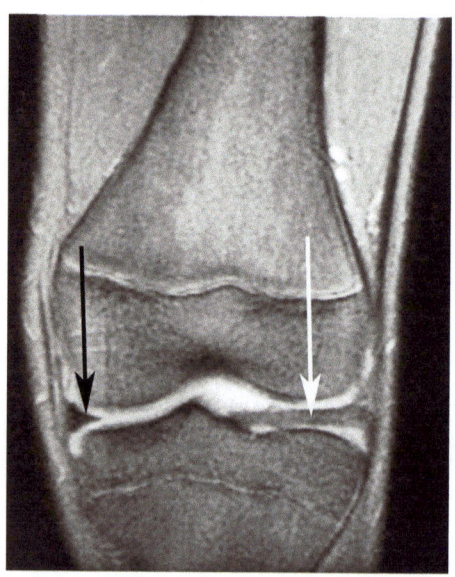

Diagnose

Hengselscheur in een laterale discoïde meniscus.

Therapie

Tijdens artroscopie worden de gerafelde randen getrimd en aangezien de scheur in het gevasculariseerde deel van de meniscus ligt, wordt deze gehecht, waarna de plaatmeniscus wordt omgevormd tot het model van een normale laterale meniscus.

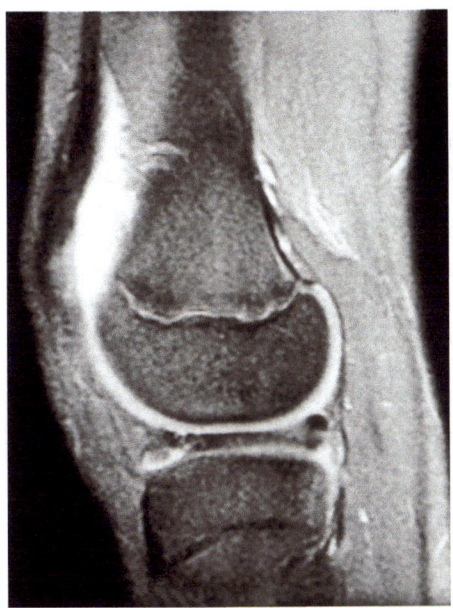

Figuur 10-2
De sagittale MRI-coupe van de linkerknie toont eveneens duidelijk de discoïde meniscus, maar ook op deze opname is een scheur niet zichtbaar.

Revalidatie

De totale revalidatieperiode na een dergelijke ingreep, waarbij de meniscus gehecht wordt en de vorm wordt aangepast, bedraagt ongeveer drie maanden. Dit is beduidend langer dan wanneer alleen de vorm wordt veranderd.

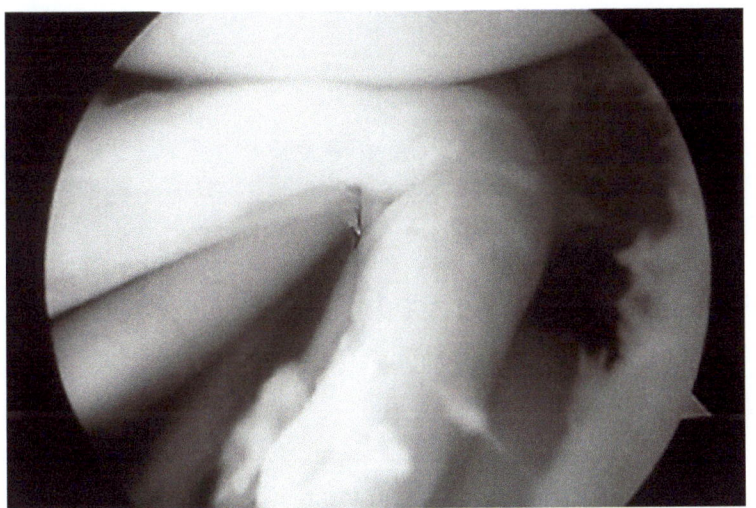

Figuur 10-3
Een artroscopische opname van de linkerknie toont een grote hengselscheur in de laterale discoïde meniscus.

Bespreking

Vooral bij sportieve meisjes met – aanvankelijk vage – laterale kniepijn dient men te denken aan een laterale discoïde meniscus als oorzaak van de klachten. Bij het zogenoemde Wrisberg-type laterale discoïde meniscus wordt vaak ook een 'snap' gevoeld of zelfs gehoord wanneer de knie bijna gestrekt is. Deze klik wordt in het bijzonder gevoeld bij het trap op- en aflopen.

Pas wanneer een discoïde meniscus scheurt treden er meer klachten op, met duidelijke tekenen van *internal derangement*, zoals pijn en soms pseudo-doorzakken en blokkering.

De klinische diagnose kan worden bevestigd met een conventionele voor-achterwaartse röntgenfoto, waarop aan de aangedane zijde meestal – maar niet altijd duidelijk – een verbreding van de laterale gewrichtsspleet te zien is. Computertomografie en MRI kunnen soms nuttige informatie geven, maar in lang niet alle gevallen. Artroscopie is de optimale manier om een discoïde meniscus en de daarbij behorende afwijkingen, zoals degeneratieve veranderingen en scheuren, in beeld te brengen en te behandelen.

Vooral bij meisjes die niet aan sport doen, kan een discoïde meniscus volledig symptoomloos bestaan.

Als laterale kniepijn een andere intra-articulaire oorzaak heeft en men constateert bij toeval ook een ('gezonde') laterale discoïde meniscus, dan wordt deze *niet* behandeld.

Enkele tientallen jaren geleden werd een laterale discoïde meniscus nog volledig verwijderd, een ingreep die op de lange duur vrijwel zeker leidt tot artrose van het laterale kniecompartiment. Vandaar dat men tegenwoordig tracht de meniscus zo veel mogelijk te behouden door een gelimiteerde omvorming uit te voeren, waarbij men de vorm van een normale laterale meniscus nastreeft.

11 Een 28-jarige voetballer met een geblokkeerde knie na een torsietrauma

Marc Martens

Een 28-jarige voetballer, spelend op provinciaal niveau, kreeg bij een bruuske draaibeweging tijdens het voetballen acuut hevige pijn in zijn rechterknie. Verder spelen was onmogelijk. Hij werd op een brancard van het veld gedragen en naar het plaatselijke ziekenhuis gebracht, waar conventionele röntgenfoto's gemaakt werden, die echter negatief uitvielen.

De knie was op dat moment geblokkeerd in ongeveer 30° flexie. De dienstdoende arts schreef rust voor en fysiotherapie. De volgende dag was de knie matig gezwollen.

Toen de patiënt na veertien dagen zijn knie nog altijd niet helemaal kon strekken, bezocht hij zijn eigen huisarts, die een beperking van de extensie van 15° constateerde. De flexie was met moeite tot circa 100° mogelijk. De huisarts verrichtte een punctie, waarbij geel vocht geaspireerd werd. Afgesproken werd verder te revalideren en de zwelling medicamenteus te behandelen. De diagnose luidde: vermoedelijk een scheur van de mediale meniscus.

Na een maand was de functiebeperking nauwelijks veranderd en werd de patiënt naar onze dienst verwezen.

Status praesens

Patiënt heeft nog steeds last van zijn knie en duidelijke problemen tijdens het lopen. Hardlopen is geheel onmogelijk, trappen op- en aflopen is zeer moeilijk, hurken is ook onmogelijk. De extensiebeperking bedraagt nog steeds 15° en flexie is maximaal tot 100° mogelijk.

In rust heeft de patiënt geen pijn. Wel is er soms een felle pijnscheut met direct daarna een toename van de bewegingsbeperking. De pijn is gelokaliseerd aan de mediale zijde van de rechterknie.

Inspectie

Patiënt staat met zijn rechterknie ongeveer 20° gebogen.
De knie is gezwollen als gevolg van een hydrops.

Algemene palpatie

Er bestaat een matige hydrops en de lokale huidtemperatuur is licht verhoogd.

Functieonderzoek

- Passieve extensie is pijnlijk en ongeveer 15° beperkt, met een hard eindgevoel.
- Passieve flexie is ongeveer 30° beperkt, eveneens met een tamelijk hard eindgevoel.
- Passieve endorotatie is zeer pijnlijk ter hoogte van de mediale gewrichtsspleet.
- Tijdens alternerend roteren van de knie ontstaat er een pijnlijke klik, die de patiënt soms ook tijdens buigen en strekken van de knie voelt.
- De stabiliteit van de knie is goed.
- De thessaly-test (*zie bijlage III*) is vanwege de pijn en de bewegingsbeperking niet uit te voeren.

Specifieke palpatie

Palpatie van de mediale gewrichtsspleet is zeer pijnlijk.

Interpretatie Aangezien er sprake is van een torsietrauma, een later ontstane hydrops en tevens een relatief grote beperking van de extensie, lijkt de diagnose niet moeilijk. We houden het inderdaad op een scheur van de mediale meniscus, waarvoor een artroscopie wordt afgesproken. Als tijdens de artroscopie de diagnose kan worden bevestigd, kan de meniscus direct worden 'bijgewerkt'.

Tijdens de artroscopie wordt echter vastgesteld dat de mediale meniscus volledig intact is. Er blijkt wel sprake te zijn van een chondrale fractuur van de mediale femurcondylus.

> **Diagnose**
>
> Kraakbeenletsel van de mediale femurcondylus.

Therapie

De plaats van de fractuur wordt opengemaakt, de losse kraakbeenfragmenten die ter hoogte van de mediale gewrichtsspleet ingeklemd zijn worden verwijderd en de bodem van het letsel wordt gladgemaakt om regeneratie van het kraakbeen te bewerkstelligen.[a]

---

a *Er zijn verschillende artroscopische technieken mogelijk om kraakbeenletsels te behandelen: meer informatie hierover is te vinden in een eerdere uitgave van Orthopedische Casuïstiek:* Onderzoek en behandeling van artrose en artritis, hoofdstuk 8a.

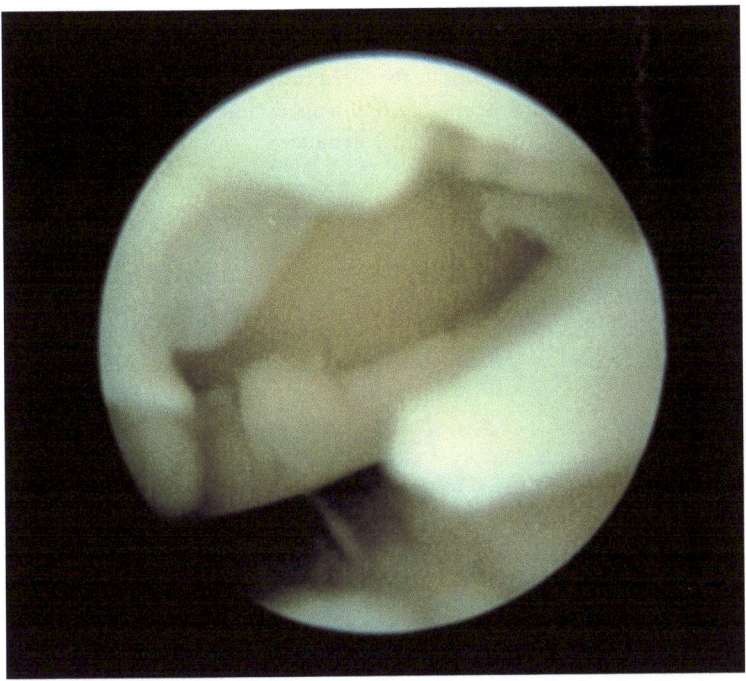

Figuur 11-1
Een artroscopische opname van de rechterknie toont een chondrale fractuur van de mediale femurcondyl.

Follow-up

De patiënt wordt op de dag van de ingreep ontslagen ('s morgens opgenomen, 's middags geopereerd en 's avonds naar huis) met een volledig normale functie van zijn knie. Steunen op het aangedane been wordt al na enkele dagen toegestaan. De belasting wordt geleidelijk gedurende acht weken opgevoerd, waarna hardlopen weer mogelijk is. Volledige sporthervatting na vier maanden is vrijwel zonder klachten mogelijk. Alleen ná een wedstrijd is er dan nog een lichte stijfheid van de knie.

Wij zien de patiënt twee jaar nadien voor een ander letsel; wat zijn knie betreft zijn er geen problemen meer.

Bespreking

Een chondrale fractuur kan net als een meniscuslaesie ontstaan als gevolg van een torsietrauma. De klachten die hierbij optreden zijn ook dezelfde als bij een meniscusscheur met inklemming: blokkeringsverschijnselen, hydrops met geel punctaat en sterke drukpijn ter hoogte van de mediale gewrichtsspleet.

De conventionele röntgenfoto is negatief, tenzij het een *osteochondrale* fractuur betreft. In dat geval zal het punctaat bloed bevatten met vetdruppels.

Differentiaaldiagnostisch zou men een CT-scan, een artro-CT-scan of een MRI kunnen maken. Men moet zich wel afvragen of het uit kostenoogpunt verantwoord is dergelijke kostbare onderzoeken uit te voeren, aangezien de behandeling in beide gevallen toch artroscopisch is.

Onze ervaring is dat chondrale fracturen vaker voorkomen dan men vóór het 'tijdperk van de artroscopie' dacht. Bij meniscusachtige symptomatologie dient hiermee rekening te worden gehouden.

12 Een 18-jarige voetballer met laterale kuitpijn

Koos van Nugteren

Een 18-jarige voetballer werd gevraagd mee te spelen voor een nationaal bekend voetbalelftal. Eerst volgde een periode met zeer intensieve, bijna dagelijkse trainingen. Dit was een voorwaarde om uiteindelijk in het eerste elftal te kunnen meespelen. Na enkele weken kreeg hij pijn in beide onderbenen, rechts meer dan links; dit gebeurde steeds als hij ongeveer een halfuur had gesport. Weer enkele weken later kon hij geen volledige wedstrijd meer spelen vanwege toenemende pijn aan de laterale zijde van de onderbenen. Als de pijn erg hevig werd, ontstond volgens de patiënt ook een doof gevoel van de voet. Steeds als hij na het sporten een uur rust nam, waren de pijn en doofheid weer verdwenen. Omdat hij vreesde dat zijn voetballoopbaan niet door zou gaan, bezocht hij een fysiotherapeut.

Status praesens

Patiënt heeft tijdens het consult in rust geen pijn.

Algemene palpatie en inspectie

Afgezien van wat harde kuitspieren zijn er geen bijzonderheden.

Functieonderzoek

Het functieonderzoek van de voeten is negatief. Alleen de kuitspieren zijn aan de korte kant.
- Na tien minuten hardlopen op de loopband ontstaat een strak gevoel en vervolgens ook pijn in het onderbeen.
- Lopen op de tenen provoceert geen pijn, ook niet na dit vijf minuten te hebben volgehouden.
- Lopen op de hielen provoceert na een minuut herkenbare pijn.

Specifieke palpatie

Na het functieonderzoek zijn de onderbeenspieren keihard; vooral druk op de spierbuik van de m. tibialis anterior provoceert pijn.
- Palpatie van de mediale tibiarand provoceert enige pijn, maar dit is niet de plaats waar de patiënt gewoonlijk de pijn voelt.

Interpretatie Het verhaal en het functieonderzoek tonen alle kenmerken van een anterieur compartimentsyndroom. Het anterieure compartiment van het onderbeen bevat een stugge, niet-rekbare spierfascie. Als de hierin gelegen m. tibialis anterior en teenextensoren een grotere omvang krijgen dan de omringende fascie toelaat, komen de spieren zo strak in de fascie te liggen dat de intracompartimentele druk toeneemt. De in het compartiment gelegen zenuwen en bloedvaten kunnen zodanig worden gecomprimeerd dat de bloedvoorziening van de voet stagneert en de naar de voet verlopende zenuwen niet goed functioneren. Er ontstaat dan pijn in het onderbeen en sensibiliteitsverlies van de voet. De pijn ontstaat pas na enige tijd sporten omdat de contraherende spieren zich tijdens het hardlopen enigszins 'oppompen' en dus in omvang toenemen.

Waarschijnlijk is bij deze patiënt ook het *posterieure* compartiment aan de nauwe kant; de kuit voelt immers ook hard aan. Bovendien is de mediale tibiarand pijnlijk, daar waar de posterieure spierfasciën aanhechten *(figuur 12-1)*.

De mediale tibiarand

De mediale tibiarand vormt de mediale insertie van de twee posterieure spierfasciën van het onderbeen. Pijn op deze plaats kan ontstaan door tractie van de fasciën aan het bot. Tractie van de fasciën kan optreden door overpronatie (*zie hoofdstuk 13, figuur 13-1 en 13-5*) of doordat de binnen de fascie gelegen spieren in omvang zo groot zijn dat zij de fascie strak trekken. In het eerste geval spreekt men van een mediaal tibiaal stresssyndroom, in het tweede geval van een compartimentsyndroom.

Diagnose

Chronisch compartimentsyndroom van het anterieure compartiment van het onderbeen.

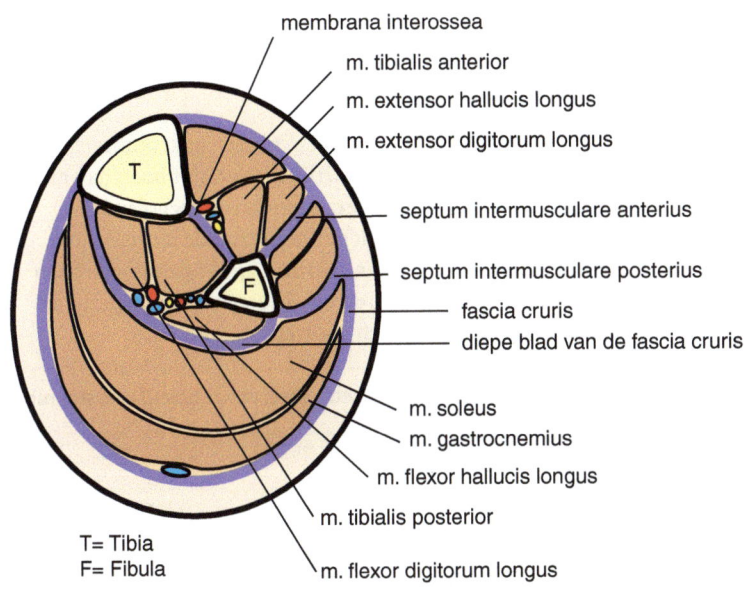

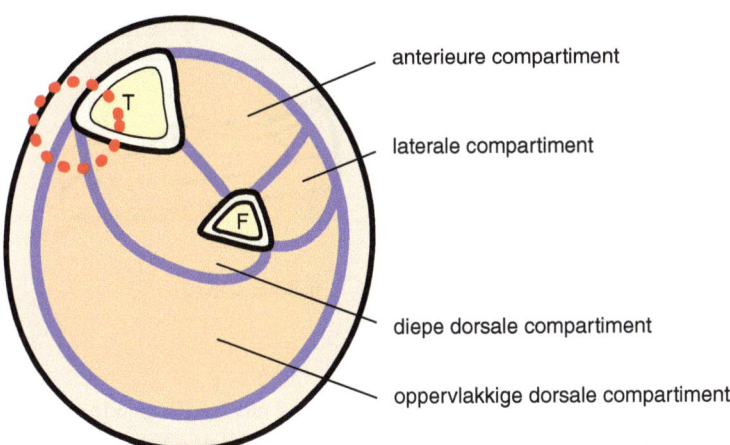

Figuur 12-1
Illustratie van de compartimenten van het onderbeen. De rode cirkel toont de aanhechting van de dorsale fasciën aan de mediale tibiarand.

Therapie

Als pijn alleen optreedt tijdens intensief sporten, is minder intensief gaan sporten of het kiezen van een ander type sport meestal voldoende om het probleem op te lossen.

Als de patiënt toch intensief wil blijven sporten, is een operatie waarbij de spierfascie wordt gekliefd meestal afdoende. Alvorens te opereren wordt een drukmeting binnen het aangedane compartiment gedaan tijdens inspanning. Als de druk daarbij boven een bepaalde waarde komt, is operatie geïndiceerd.

Stoppen met voetballen

Operatie

Conservatieve therapie

Conservatieve maatregelen die men kan toepassen:
- Statisch rekken van de antagonisten, in dit geval de kuitspieren. De aangedane voetheffers hoeven immers minder krachtig te contraheren als de kuitspieren goed op lengte zijn.
- Als men gewend is om op schoenen te lopen met een hak; probeer schoenen te kiezen met een vlakke zool; de m. tibialis anterior hoeft dan minder lang te contraheren tijdens het neerzetten van de voet (figuur 12-2).
- Een tijdje niet sporten, in de hoop dat de anterolaterale musculatuur enigszins hypotrofieert. Daarna meer nadruk leggen op duursport dan op explosieve (kracht)sport. De spieren van duursporters zijn geringer van omvang dan de spieren van krachtsporters.

Ondanks bovenstaande maatregelen is een conservatief beleid meestal niet effectief.

Figuur 12-2
Als een schoen met een vlakke zool wordt gedragen, contraheert de m. tibialis anterior over een korter traject (15° in plaats van 20°) tijdens het neerzetten van de voet.

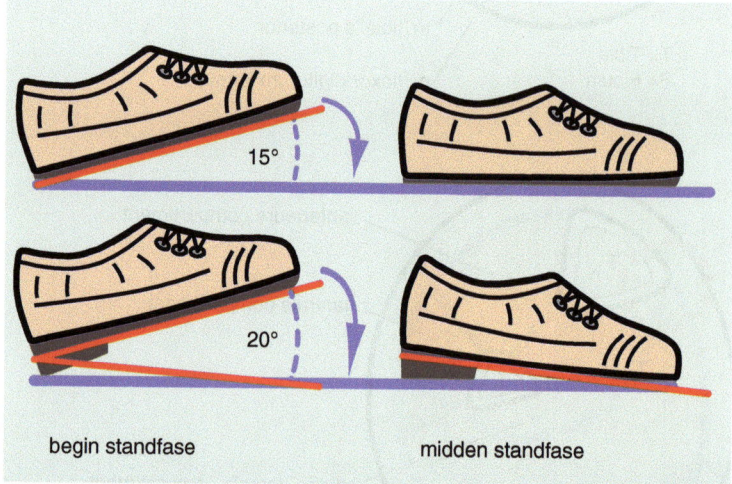

begin standfase — midden standfase

Follow-up

Patiënt neemt een tijdje rust en houdt rekening met bovenstaande punten. Zolang hij niet voetbalt heeft hij nergens last van. Als na de zomerstop het voetballen weer begint, ontstaat geleidelijk toch weer dezelfde pijn. Aangezien hij niet geopereerd wil worden, geeft hij zijn ambities op om als topvoetballer door het leven te gaan. Hij neemt weer een paar maanden (relatieve) rust en sluit zich dan weer aan bij een amateurclub, waar hij veel minder frequent hoeft te trainen.

Af en toe voelt hij de pijn nog, vooral als hij een volledige wedstrijd speelt, maar met de klachten die hij dan nog heeft valt goed te leven.

13 Lokale pijn en zwelling van de tibia bij een 32-jarige marathonloper

Dos Winkel en Koos van Nugteren

Een 32-jarige langeafstandloper kreeg tijdens zijn voorbereiding op een marathon lokale pijnklachten aan de rechtertibia. Aanvankelijk waren de klachten gering en kon de patiënt verder trainen. Vier weken na het begin van de klachten was hardlopen door de pijn echter onmogelijk geworden. Het scheenbeen was toen lokaal licht gezwollen en enigszins warm.

Patiënt trainde daarna één week niet, maar had juist voorafgaand aan dit consult nog even hardgelopen om te testen of er enige verandering was opgetreden: de pijn was echter onveranderd.

Status praesens

Patiënt heeft in geringe mate pijn in het scheenbeen ter plaatse van de zwelling. De pijn wordt erger bij belasten van het aangedane been.

Inspectie

- Ronde zwelling van de tibia, ongeveer 2 cm in doorsnede, ongeveer 5 mm hoog, circa 15 cm boven de mediale malleolus.
- Lichte pes plano valgus en hallux valgus, aan de aangedane zijde uitgesprokener dan aan de niet-aangedane zijde.
- Inspectie van de loopschoenen: Duidelijke slijtage zowel links als rechts ter hoogte van het basisgewricht van de grote teen.

Algemene palpatie

De zwelling voelt vast aan, is niet verschuifbaar en gaat uit van de tibia.
Momenteel is de huidtemperatuur van de gezwollen regio gelijk aan de huidtemperatuur in de directe omgeving.

Functieonderzoek

- Passieve extensie van het bovenste spronggewricht is gevoelig op het moment dat de knie geflecteerd wordt (ontspanning van de m. gastrocnemius).

- Passieve eversie van de voet (extensie-abductie-pronatie) doet de pijn toenemen; bij extensie van de tenen neemt de pijn nog meer toe.
- Inversie van de voet tegen weerstand is pijnlijk: worden tegelijkertijd de tenen tegen weerstand geflecteerd, dan neemt de pijn nog meer toe.

Specifieke palpatie

De mediale tibiarand is drukpijnlijk. Hevige drukpijn wordt gevoeld ter plaatse van de ronde zwelling.

Interpretatie Het verhaal van de patiënt en de specifieke palpatie zijn vrijwel bewijzend voor een mediaal tibiaal stresssyndroom, een aandoening van de mediale botrand van de tibia. Vermoedelijk is er in dit geval ook sprake van een stressfractuur ter plaatse van de zwelling.

De pijnlijke passieve extensie van het bovenste spronggewricht kan worden verklaard doordat daarbij de m. tibialis posterior en de m. flexor digitorum longus gerekt worden; ditzelfde geldt voor de passieve eversie. De mm. tibialis posterior en flexor digitorum longus zijn pronatoren (inversoren) van de voet: tijdens aanspanning en rek ontstaat tractie via de dorsale onderbeenfascie (fascia cruris) aan de mediale tibiarand (*figuur 13-1*).[1] Vroeger dacht men dat een insertietendopathie van de bovengenoemde pronatoren de oorzaak van het probleem was. Deze spieren hebben echter geen directe origo aan de distale helft van de tibia en kunnen dus *niet* het directe probleem zijn. Tractie van de omringende fascia cruris aan de mediale tibiarand kan echter *wel* pijn provoceren door trek aan het aangedane bot. Aangetoond is dat contractie van m. soleus, m. tibialis posterior en m. flexor digitorum longus verhoogde trek geeft aan de tibiale fascieaanhechting.[1]

Oorzaak Een tibiaal stresssyndroom wordt histologisch gekenmerkt door afwijkingen in de botdichtheid van de mediale tibiarand, veroorzaakt door microfractuurtjes van het bot ten gevolge van overbelasting. De oorzaak van de overbelasting is nog steeds controversieel. Er zijn hierover twee theorieën:[2]

1 *Tractietheorie*: door tractie van de fascia cruralis aan de mediale tibiarand ontstaan microfractuurtjes. Tractie kan ontstaan door aanspanning van de m. soleus en de genoemde pronatoren van de voet.
2 *Botoverbelastingstheorie*: door frequent (licht) buigen van de tibia tijdens hardlopen ontstaan microfractuurtjes in de cortex van het bot ter plaatse van de mediale tibiarand. Bij fysiologische belastingen zal het bot zich vervolgens versterken en ontstaat een hogere botdichtheid. Bij frequente overbelasting vermindert de botdichtheid juist en wordt het bot zwakker.[2]

Voortdurende overbelasting kan een stressfractuur veroorzaken.

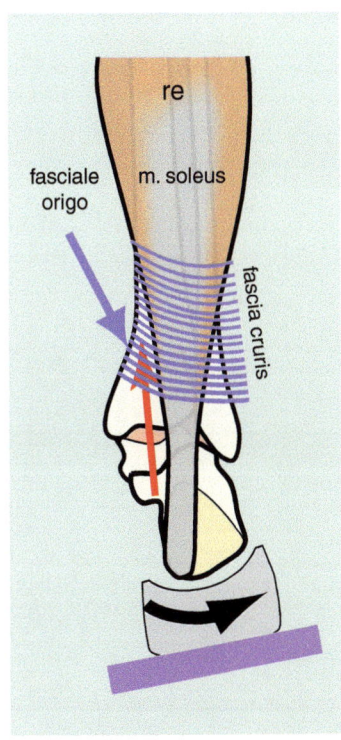

Figuur 13-1
Tractie van de fascia cruris aan de mediale tibiarand (paarse pijl) tijdens pronatie van de voet (zwarte pijl) op een schuin wegdek. De onder de fascia verlopende m. tibialis posterior en de m. flexor digitorum longus (rode pijl) contraheren hierbij excentrisch.

Stressfractuur of mediaal tibiaal stresssyndroom: differentiatie[a]

Bij een stressfractuur bestaat er een meer gelokaliseerde pijn (een pijnlijk gebied van 2-3 cm tegenover > 5 cm bij het mediaal tibiaal stresssyndroom; MTSS). Daarnaast is er sprake van kloppijn op het bot en *verergeren* de klachten bij het voortzetten van de activiteit. De pijn kan de hele dag en ook 's nachts aanwezig zijn.[a] Bij een stressfractuur is hinkelen meestal (maar niet altijd) onmogelijk vanwege hevige pijn. Hinkelen op één been is in geval van MTSS – hoewel dit dikwijls pijnlijk is – nog wel mogelijk. Deze *one leg hop test* wordt dan ook vaak gebruikt om te differentiëren tussen het mediaal tibiaal stresssyndroom en een stressfractuur.

Een opmerkelijke methode om te differentiëren tussen het mediaal tibiaal stresssyndroom en een stressfractuur is de stemvorktest; men brengt een stemvork in trilling en plaatst deze op de aangedane tibia; wanneer de pijn toeneemt, is er vermoedelijk sprake van een stressfractuur.

---

a Uitgebreide informatie over dit onderwerp is te vinden in een eerdere uitgave van *Orthopedische Casuïstiek*: Onderzoek en behandeling van spieraandoeningen en kuitpijn, *hoofdstuk 4a: addendum: Mediaal tibiaal stresssyndroom* (Mascha Friederichs).

Figuur 13-2
Deze afbeelding toont de origo van de fascia cruris, de m. tibialis posterior, de m. flexor digitorum longus en de m. soleus. Alleen de fascia cruris insereert aan de distale helft van de mediale tibiarand.

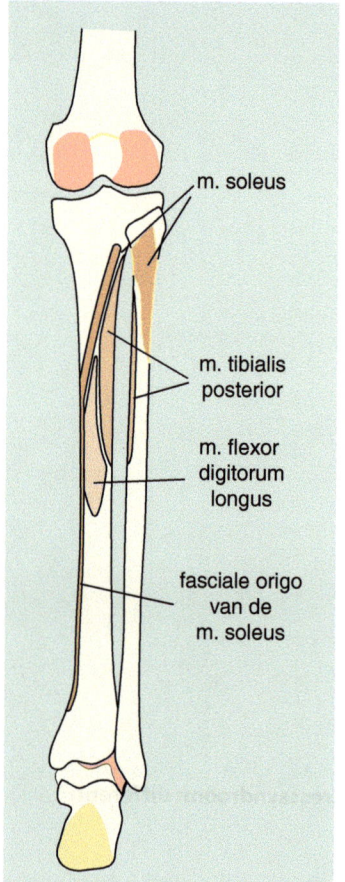

Aanvullend onderzoek

- Röntgenonderzoek: er zijn aanwijzingen voor een stressfractuur van de tibia.
- Scintigram (botscan): duidelijke activiteit ter hoogte van de laesie, kenmerkend voor een stressfractuur *(figuur 13-3)*.
- Loopbandvideoanalyse bij een podotherapeut: verlengde pronatie tijdens afwikkelen van de voet.

Diagnose

Stressfractuur van de tibia.

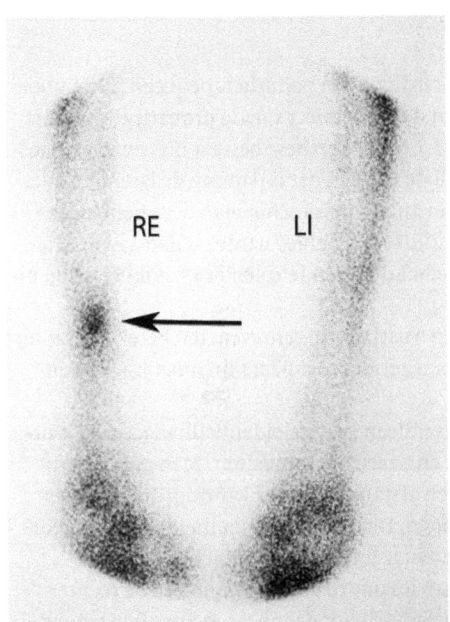

Figuur 13-3
Skeletscintigram toont een 'hot spot' ter hoogte van de stressfractuur. De rechtertibia is links op de afbeelding zichtbaar.

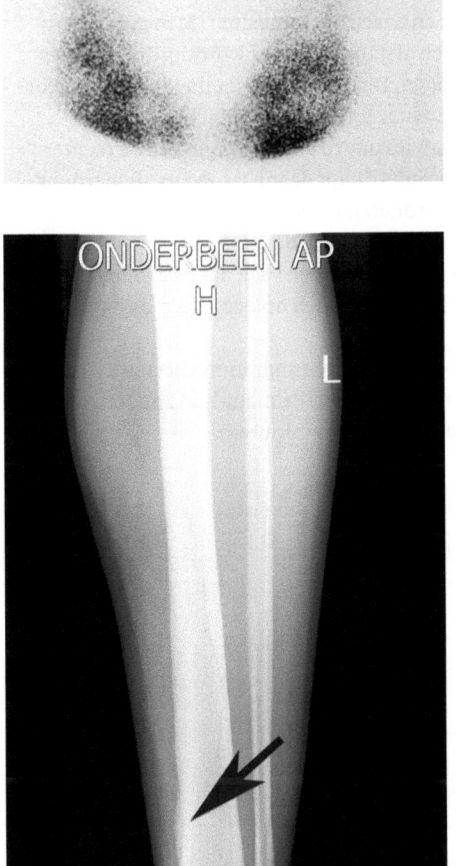

Figuur 13-4
Röntgenfoto van een stressfractuur in de linkertibia bij een andere patiënt, eveneens een marathonloper. Hier is al duidelijk callusvorming zichtbaar.

Therapie

Voor deze marathonloper vervaardigde een podotherapeut een functionele orthese. De orthese zorgt ervoor dat het traject van de pronatie tijdens het neerzetten van de voet verkort wordt. De orthese bestaat uit een wigvormige schoen-inlay die aan de mediale zijde hoger is dan aan de laterale zijde. Een alternatief is het dragen van antipronatieschoenen; deze hebben een schoenzool die aan de mediale zijde hoger en/of harder is dan aan de laterale zijde. Belangrijk zijn ook schokdempende zolen om schokbelasting op de tibia te minimaliseren.

Patiënt krijgt ook twee weken 'rust' voorgeschreven; dat betekent dat hij alleen conditietraining mag doen zonder te lopen; pijn moet hij te allen tijde vermijden.

Daarna mag trainingsopbouw alleen zeer geleidelijk (in maanden) worden opgebouwd, eerst in duur, en daarna in intensiteit. Men gaat uit van 50% van de eerdere intensiteit en afstand. De duur wordt gedurende zes weken met 10% per week verhoogd. De intensiteit (snelheid) mag pas worden verhoogd als de duur of de afstand voldoende uitgebreid is.

Verder krijgt de patiënt het advies om zo veel mogelijk aan de rechterkant van de weg te lopen; het wegdek loopt daar naar rechts af; hierdoor hoeft de rechtervoet minder te proneren na het neerkomen.

Bij overgewicht is het uiteraard verstandig om af te vallen.

Ondanks deze maatregelen gebeurt het toch vaak dat de aandoening herhaaldelijk recidiveert en jarenlang problemen oplevert voor de hardloper.

Follow-up Deze patiënt heeft geluk: hij bouwt het loopprogramma heel geleidelijk op en uiteindelijk loopt hij (bijna een jaar later) de marathon zonder klachten in een voor hem bevredigende tijd (2 uur 36 minuten).

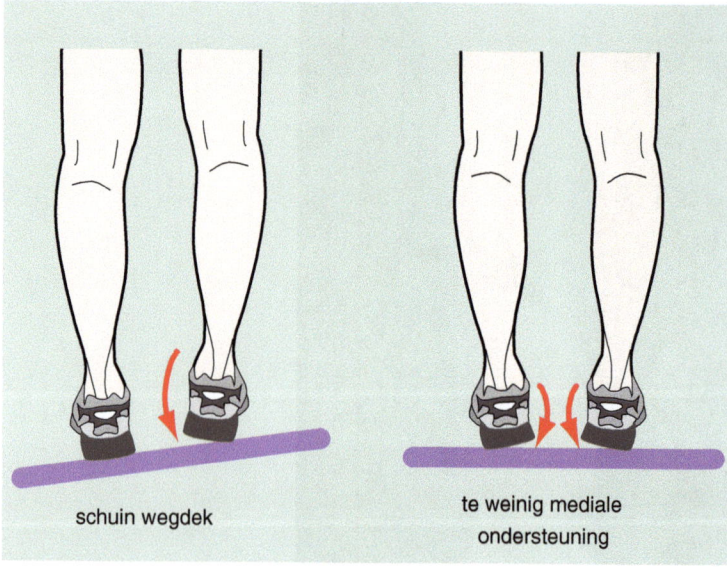

Figuur 13-5
Een schuin wegdek en/of te weinig mediale ondersteuning in de schoen kan leiden tot overpronatie en daardoor pijn aan de mediale tibiarand.

Literatuur

1 Bouché RT, Johnson CH. Medial tibial stress syndrome (tibial fasciitis): a proposed pathomechanical model involving fascial traction. J Am Podiatr Med Assoc. 2007;97(1):31-6.
2 Moen MH, Tol JL, Weir A, Steunebrink M, De Winter TC. Medial tibial stress syndrome: a critical review. Sports Med. 2009;39(7):523-46.

14 Geleidelijk ontstane linkszijdige posterieure voetpijn bij een 12-jarige voetballer

Koos van Nugteren

Tijdens intensieve trainingen en voetbalwedstrijden ontstond steeds linkszijdige posterieure voetpijn bij een 12-jarige voetballer. Het viel hem op dat hij sneller last kreeg als het voetbalveld erg hard was of als er in de zaal getraind werd op een harde ondergrond. Als hij een tijdje rust nam, zoals in de zomervakantie, verdween de pijn. Wanneer hij daarna weer ging voetballen, kwam de pijn echter terug. Patiënt traint twee keer per week en speelt één keer per week een wedstrijd. Verder voetbalt hij regelmatig op straat en op school.

Anderhalf jaar na het begin van de klachten, bij het aanzetten tot een sprint, schoot de pijn acuut in de hiel. Aangezien het daarna niet meer mogelijk was om voluit te voetballen, bezocht hij een week later de fysiotherapeut (KvN).

Status praesens

De inmiddels 13-jarige patiënt heeft geen pijn in rust. Tijdens wandelen voelt hij lichte pijn tijdens de afzet van de voet. Hardlopen is wel mogelijk, maar hij loopt dan enigszins mank vanwege pijn die optreedt tijdens de afzet van de voet *en* bij het neerkomen van de hiel op de grond. Patiënt is rechtsbenig. Hij is de laatste tijd veel gegroeid en heeft nu een lichaamslengte van 176 cm.

Algemene palpatie

De linkerhiel is iets warmer dan de rechterhiel.

Functieonderzoek

Het functieonderzoek van de voet is volledig negatief.

Interpretatie

Als tijdens de afzet van de voet de kuitspieren contraheren, ontstaan enorme trekkrachten op de achillespees en op de plaats van insertie; de calcaneus. In de keten spier-pees-bot is bij jonge tieners het nog groeiende bot het zwakst. Het verhaal van de patiënt en de algemene palpatie wijzen sterk op een overbelaste calcaneus door te grote trekkrachten van de achillespees en mogelijk ook doordat hij te hard neerkomt met de hiel op een harde ondergrond. Het gevolg is een apofysitis calcanei, ofwel een inflammatie van de groeischijf aan de posterieure zijde van de calcaneus. Aangezien de recente pijn acuut ontstond tijdens de afzet van de voet, is er vermoedelijk nu ook sprake van een klein groeischijfletsel.

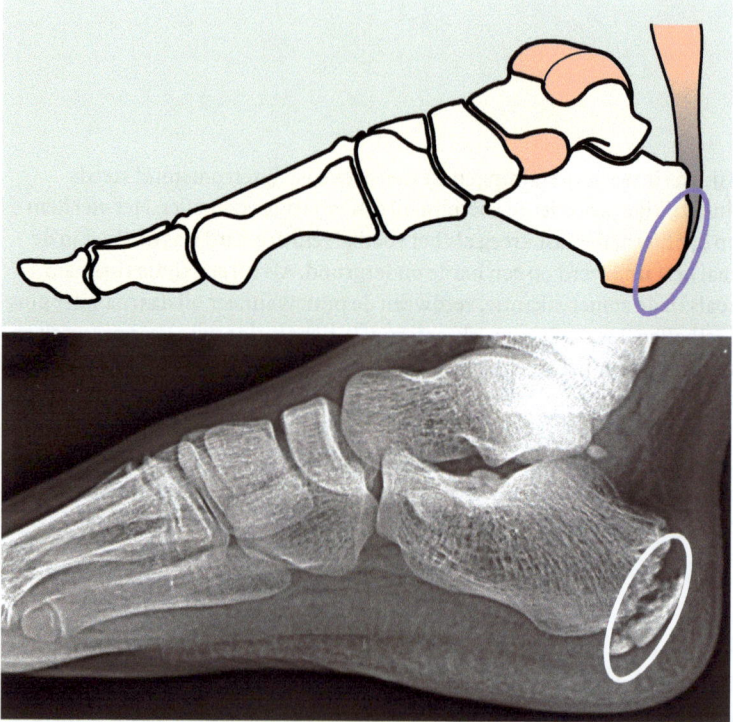

Figuur 14-1
Illustratie en laterale röntgenfoto van de voet van een 12-jarige jongen met een apofysitis calcanei. De röntgenfoto toont de nog niet gefuseerde apofyse.

Specifieke palpatie

Er bestaan lichte drukpijn en forse kloppijn op de calcaneus.

Diagnose

Apofysitis calcanei (ziekte van Sever) met een klein apofyseletsel.

Therapie

Aangezien er vermoedelijk naast de apofysitis ook een klein letsel bestaat, krijgt de patiënt een sportverbod van een maand om dit te laten genezen. Groeischijfletsels genezen in het algemeen sneller dan botletsels. Daarna

mag de patiënt de belasting geleidelijk opbouwen. Verder krijgt hij het advies om – bij hervatting van het voetballen – de mate van belasting op de hiel te verminderen; het risico is immers groot dat hetzelfde probleem weer optreedt zodra hij weer intensief voetbalt. Enkele mogelijkheden voor het minder belasten van de hiel:
- eenmaal per week trainen in plaats van tweemaal;
- tussendoor niet straatvoetballen;
- tijdens de training niet sprinten en niet springen, maar vooral op techniek trainen;
- een halve wedstrijd meespelen in plaats van een hele;
- een inlegzooltje met een ronde hielcup en een goede mediale ondersteuning in de (voetbal)schoen, zodat tijdens het neerkomen van de voet de krachten gelijkmatiger worden opgevangen (*figuur 14-2*);
- een kleine verhoging onder de hiel zodat de afzet iets korter wordt.

Bij forse inflammatie en hevige pijn kunnen NSAID's en ijspakkingen enige verlichting geven.

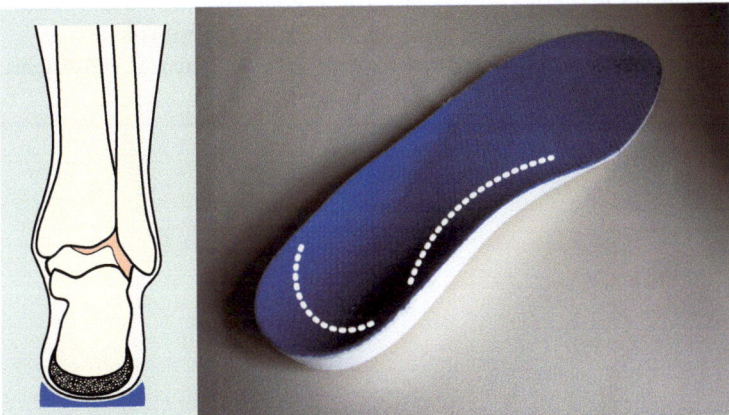

Figuur 14-2
Een inlegzooltje met een ronde hielcup en een goede mediale ondersteuning.

Follow-up

De patiënt herstelt snel. Na enkele weken is hij volledig klachtenvrij. Hij neemt de adviezen serieus en besluit niet meer te voetballen, maar te gaan keepen, zodat hij minder vaak hoeft te sprinten.

Twee jaar later begint hij toch weer met voetballen. Na vijf wedstrijden krijgt hij geleidelijk weer last van zijn linkerhiel; opnieuw zie ik deze patiënt. Aangezien het onderzoek dezelfde bevindingen toont, is ook de therapie hetzelfde. Hij besluit in overleg met de trainer één training per week te schrappen en tijdens de andere training niet meer te sprinten. Bij een controleafspraak enkele maanden later is hij vrijwel klachtenvrij. Alleen bij intensieve wedstrijden is de hiel nog wat gevoelig, maar het hindert hem niet meer bij het voetballen.

Bespreking

Hielpijn als gevolg van een apofysitis calcanei is een veelgehoorde klacht onder jonge atleten en veldsporters. De leeftijd ligt gewoonlijk tussen 9 en 14 jaar.[1] In 60 tot 80% van de gevallen bestaat de aandoening bilateraal.[2] De symptomen verdwijnen gewoonlijk vanzelf als de apofyse fuseert met de rest van de calcaneus. Het moment waarop dit gebeurt, varieert sterk; fusie vindt plaats tussen 12 en 22 jaar (*zie bijlage II*).

De apofysitis calcanei kan beschouwd worden als een *self limiting disease*.[3] Complicaties zijn zeldzaam. Symptomatische therapie, zoals het ontlasten van de apofyse door relatieve rust, een hakverhoging, ijsapplicaties en NSAID's, is gewoonlijk afdoende.

Literatuur

1 McKenzie DC, Taunton JE, Clement DB, Smart GW, McNicol KL. Calcaneal epiphysitis in adolescent athletes. Can J Appl Sport Sci. 1981;6(3):123-5.
2 Micheli LJ, Ireland ML. Prevention and management of calcaneal apophysitis in children: an overuse syndrome. J Pediatr Orthop. 1987;7(1):34-8.
3 Lovell and Winter's 'Pediatric Orthopaedics'. 5e editie, Volume II. Philadelphia: Lippincott William & Wilkins, 2001, p. 1282.

15 Chronische klachten van beide achillespezen bij een zeer sportieve 56-jarige vrouw

Dos Winkel

Zonder duidelijke oorzaak ontstond bij een (toen) 54-jarige vrouw pijn in beide achillespezen. Zij speelde vrijwel dagelijks tennis en deed enkele keren per week aan fitness. Er was geen trauma in de voorgeschiedenis en patiënte gebruikte geen medicatie in de vorm van corticosteroïden en/of antibiotica.

Zij werd verschillende keren fysiotherapeutisch behandeld, onder andere met fricties, rekkingsoefeningen, ultrageluid en een dorsaalflexiebrace (voor de enkel) gedurende de nacht. Ook kreeg zij verschillende inlegzolen. De verbetering die optrad, was steeds van tijdelijke aard.

's Morgens bij het opstaan waren de pijn en de stijfheid het ergst. Bij het tennissen was het eerste kwartier het pijnlijkst, daarna werd het beter, maar de pijn ging nooit helemaal weg. Ná sportbeoefening was er weer *meer* pijn dan *tijdens* het sporten. Patiënte heeft het tennissen nooit geheel hoeven staken.

Status praesens

De klachten bestaan nu bijna twee jaar.

Deze voorgeschiedenis wijst op tendinose van de achillespezen, stadium 3: pijn aan het begin van de belasting, die echter vermindert tijdens belasting, maar weer terugkeert ná belasting.

Interpretatie

Inspectie

Beide pezen zijn gezwollen over een lengte van ongeveer 5 cm.
Er zijn geen bijzonderheden voor wat betreft de stand van benen en voeten.

Palpatie

De huidtemperatuur ter hoogte van de achillespezen is normaal.
Beide pezen zijn zeer drukpijnlijk, zowel mediaal als lateraal.

Functieonderzoek

Op het moment van onderzoek is het functieonderzoek negatief; patiënte kan zelfs op één voet zonder pijn springen. Het is inmiddels twee dagen geleden dat zij getennist heeft. Een dag na het tennissen is tenenstand vaak erg pijnlijk; de tweede dag is de pijn meestal veel minder of zelfs verdwenen.

Diagnose

Tendinose van beide achillespezen.

Therapie

Patiënte begint met een programma van excentrische oefeningen voor de kuitspieren. Zij staat hierbij met de voorvoet op een verhoging, bijvoorbeeld een traptrede, en gaat met één voet in maximale plantairflexie staan. Om in deze stand te komen, gebruikt zij beide voeten en haar armkracht via de trapleuning. Het is van belang om met de kuitspieren zo min mogelijk concentrische kracht te ontwikkelen.

Vanuit tenenstand laat zij de voet geleidelijk dorsaalflecteren totdat de eindstand bereikt is. De voet bevindt zich nu op een lager niveau (behalve de voorvoet).

Het volledige programma ziet er als volgt uit:
− 2x per dag:
− 3x 15x met een gestrekt been links;
− 3x 15x met een gestrekt been rechts (*figuur 15-1*);
− 3x 15x met een in de knie licht gebogen been links;
− 3x 15x met een in de knie licht gebogen been rechts (*figuur 15-2*).

Na een week kan het gewicht verhoogd worden. Dit kan bijvoorbeeld gebeuren door het dragen van een jas met zware voorwerpen in de zakken of het dragen van een rugzak.

Wekelijks kan nu het huiswerkprogramma iets opgevoerd worden.[a]

Follow-up Een standaard oefenprogramma duurt drie maanden. Deze patiënte is echter al na acht weken klachtenvrij.

---

a Uitgebreide informatie over dit onderwerp is te vinden in twee eerdere uitgaven van *Orthopedische Casuïstiek*: Onderzoek en behandeling van peesaandoeningen/tendinose, hoofdstuk 1a, en Onderzoek en behandeling van de voet, hoofdstuk 2a.

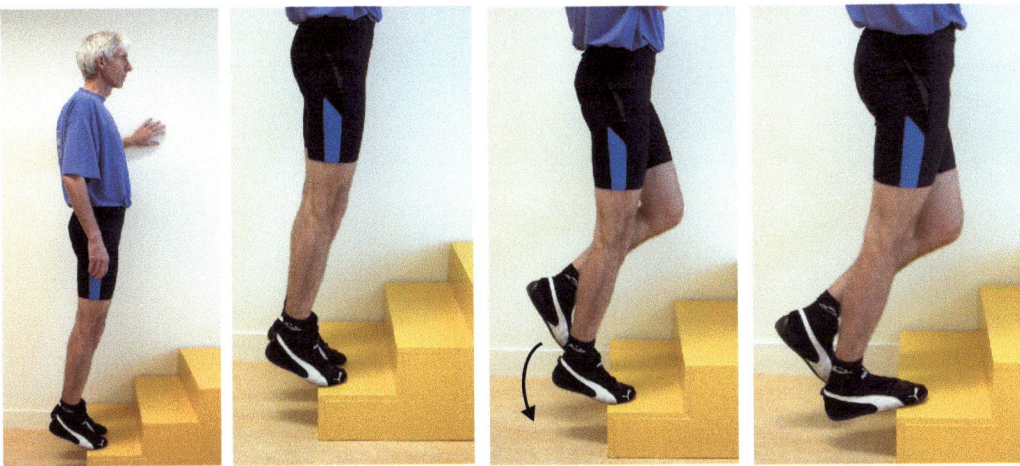

Figuur 15-1
Uitvoering van de oefening met een gestrekt been (3x 15x). In de thuissituatie kan eventueel de trapleuning ter ondersteuning worden gebruikt.

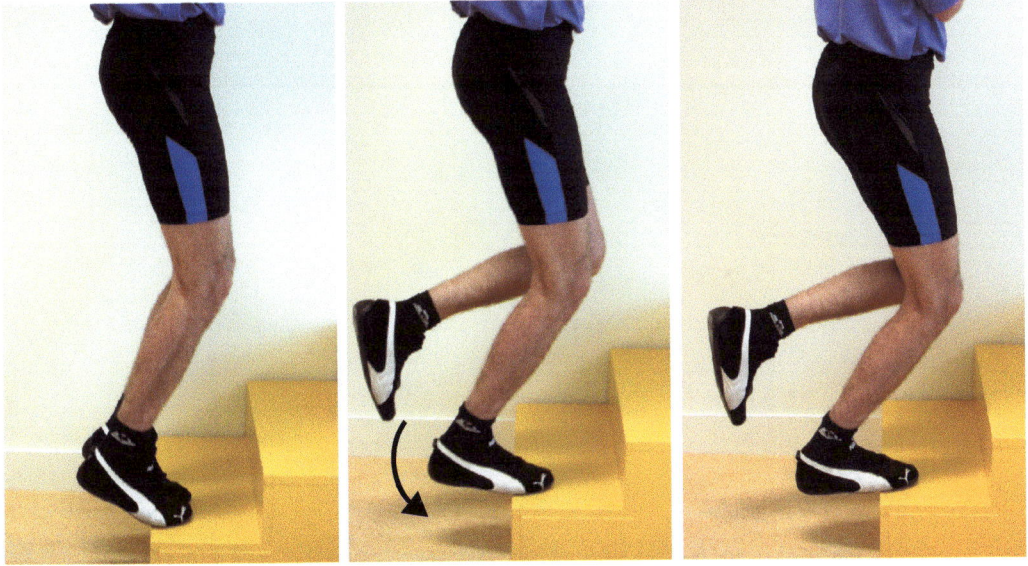

Figuur 15-2
Uitvoering van de oefening met een licht gebogen been (3x 15x).

16 Persisterende pijn na een rechtszijdige enkeldistorsie bij een 30-jarige voetballer

Pat Wyffels en Dos Winkel

Op verzoek van zijn huisarts zagen wij een 30-jarige voetballer die vijf maanden geleden een forse enkeldistorsie had opgelopen en sindsdien zijn voet niet meer zonder pijn kon belasten.

Na de distorsie, die tijdens een voetbalwedstrijd ontstond, werd de aangedane rechterenkel direct zeer dik en kon de patiënt niet meer op zijn voet steunen. In het dichtstbijzijnde ziekenhuis werden binnen een uur na het ongeval röntgenfoto's gemaakt, waarop echter geen ossale afwijkingen werden geconstateerd. Patiënt werd gedurende enkele dagen geïmmobiliseerd in een open gipsverband, waarna een zinklijmverband werd aangebracht dat na drie weken verwijderd werd. Na het verwijderen was de enkel zowel aan de binnen- als aan de buitenzijde paars verkleurd.

Aansluitend werd de patiënt gedurende zeven weken fysiotherapeutisch behandeld. Daarna was wandelen weer normaal mogelijk, maar sprinten en tegen een bal trappen waren zo goed als onmogelijk wegens de daarbij optredende pijn. Patiënt trachtte, steeds met tussenpozen van enkele weken, de voetbaltraining te hervatten, maar moest uiteindelijk deze pogingen staken. Ná inspanning was er geen pijn. De pijn was vooral gelokaliseerd aan de mediale zijde van de enkel.

Aangezien er met fysiotherapie geen verdere verbetering optrad, werd een orthopeed geraadpleegd, die op basis van drukpijn een laesie van de pees van de m. tibialis posterior diagnosticeerde en een operatie voorstelde.

Interpretatie

De paarse verkleuring aan beide zijden van de enkel wijst uiteraard op een hematoom, waarschijnlijk door verscheuring van kapsel-bandstructuren. Het niet kunnen trappen tegen een bal zou op een posterieur tibiotalair compressiesyndroom kunnen wijzen, maar daarbij wordt de pijn typisch aan de achterzijde van de enkel gevoeld (*zie hoofdstuk 17*) en niet, zoals in dit geval, aan de mediale zijde van de enkel. Een aandoening van de m. tibialis posterior als complicatie van een inversietrauma van de voet is onwaarschijnlijk; belangrijker is vooral dat de anamnese in het geheel niet op peesletsel wijst. Dan zou vooral ook ná inspanning pijn worden gevoeld en dat is hier niet het geval. Het niet kunnen steunen op de voet met pijn in de enkelregio wijst gewoonlijk op osteochondraal letsel van het enkelgewricht.

Inspectie

Momenteel is er alleen nog een lichte zwelling van de gehele enkel zichtbaar.

Palpatie

De lokale huidtemperatuur is normaal, maar de zwelling is enigszins pasteus, wat kenmerkend is voor een chronische irritatie van de synovia.

Functieonderzoek

- De passieve beweeglijkheid van het enkelgewricht is bij het testen in ruglig normaal.
- Weerstandstests zijn negatief. Er zijn dus geen aanwijzingen voor pathologie van de m. tibialis posterior.
- De voorste schuifladetest (*zie bijlage* III) is negatief. De stabiliteit van het bovenste spronggewricht is dus normaal.
- Ook de stabiliteit van het onderste spronggewricht en van de tibiofibulaire syndesmose is normaal.

De oplossing dient zich aan wanneer in stand de enkels geëxtendeerd worden; wanneer patiënt langzaam door de knieën zakt en hij daarbij wordt aangemoedigd de hielen zo lang mogelijk aan de grond te houden, zijn kleine verschillen in belaste enkelextensie gemakkelijk op te sporen. In dit geval is er zelfs sprake van een vrij uitgesproken extensiebeperking; de rechterhiel komt veel eerder van de grond dan de linkerhiel. Bij afwezigheid van enkelinstabiliteit wijst dit gewoonlijk op kraakbeenletsel.

Aanvullend onderzoek

Computertomografie toont een duidelijk defect op de distale aflijning van de binnenenkel (*figuur 16-2*), maar ook is er een sclerotisch defectbeeld op de articulaire aflijning van de distale tibia, rechts (*figuur 16-3*), wat kenmerkend is voor een osteochondraal defect.

Daar bij dit type letsel verdere conservatieve therapie niet geïndiceerd is, wordt besloten tot artroscopische interventie. Om beter de ernst van de aandoening te kunnen bepalen wordt eerst nog een botscan gemaakt, die een duidelijke focale activiteit toont van de rechterenkel ten opzichte van de niet-aangedane linkerenkel.

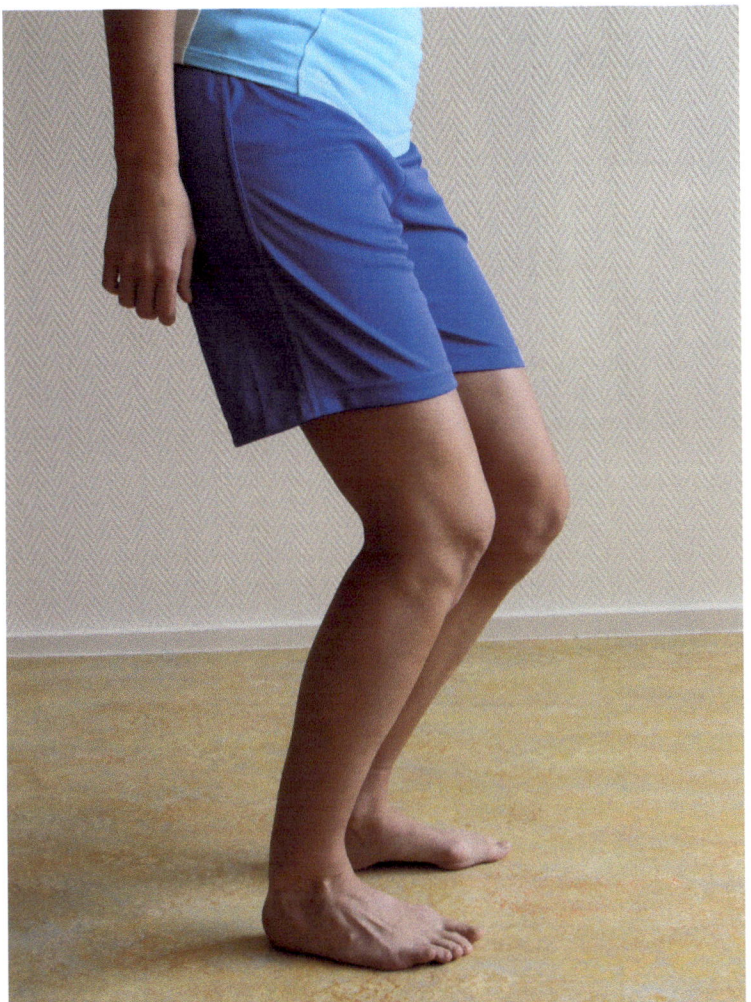

Figuur 16-1
Wanneer een patiënt langzaam door de knieën zakt en daarbij wordt aangemoedigd de hielen zo lang mogelijk aan de grond te houden, zijn kleine verschillen in belaste enkelextensie gemakkelijk op te sporen.

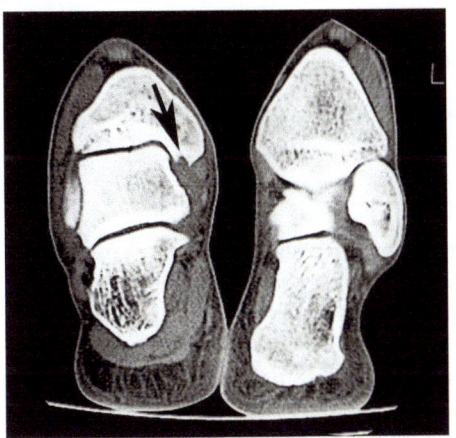

Figuur 16-2
Computertomografie toont een duidelijk defect op de distale aflijning van de mediale malleolus (pijl).

Figuur 16-3
Computertomografie toont een sclerotisch defectbeeld op de articulaire aflijning van de distale tibia, kenmerkend voor een osteochondraal defect.

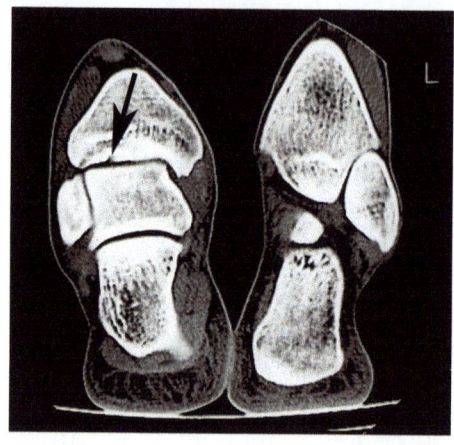

Figuur 16-4
Deze botscan toont een duidelijke focale activiteit van de gehele rechterenkel ten opzichte van de niet-aangedane linkerenkel.

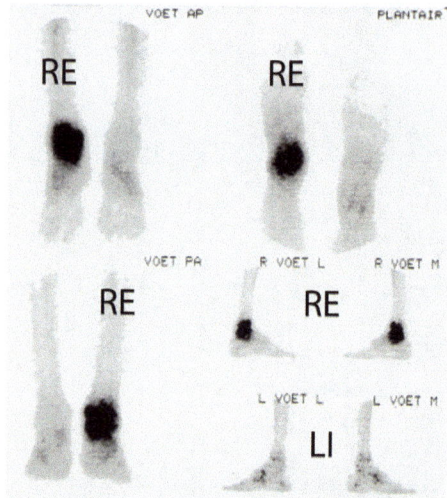

Diagnose

Osteochondraal defect van de mediale malleolus en distale tibia als gevolg van een enkeldistorsie.

Therapie

De kraakbeenletsels werden artroscopisch geshaved, waarna de patiënt een gipsspalk kreeg. Na twee weken met krukken te hebben gelopen mocht hij zonder gipsspalk en met één kruk geleidelijk de belasting opvoeren.

Follow-up Na een maand begon de patiënt met onbelast sporten, zoals zwemmen en fietsen, en drie maanden later kon hij zonder klachten de voetbaltraining hervatten.

Bespreking

Het inversie-varustrauma is het meest voorkomende trauma van de enkel en de voet. Vaak wordt het kortweg inversietrauma of ook wel supinatietrauma genoemd. In verreweg de meeste gevallen ontstaan bij dit trauma overrekkingen en/of (partiële) rupturen van het kapsel-bandapparaat van de enkel, minder frequent van de middenvoet. Er worden echter vaak complicaties gezien, waarvan deze patiëntencasus een voorbeeld is.

Bij een aantal klinische bevindingen is het verstandig om een röntgenfoto te laten maken om fracturen uit te sluiten. De Ottawa Ankle Rules beschrijven deze klinische bevindingen. Drukpijn op de achterzijde van de onderste 6 cm van de mediale of laterale malleolus, het os naviculare en de basis van het os metatarsale V zijn verdacht. Dit geldt ook als de patiënt geen vijf passen achter elkaar kan maken (al of niet mankend). Een uitgebreide beschrijving van de Ottawa Ankle Rules is te vinden in *bijlage IV*. Men laat uiteraard ook een röntgenfoto maken als er een standafwijking is van de voet.[1]

Ottawa Ankle Rules

Zeer verraderlijk zijn de kraakbeenletsels; deze zijn doorgaans namelijk niet zichtbaar op een conventionele röntgenfoto, maar ze kunnen de revalidatietijd enorm vertragen. Kraakbeenletsels komen veel voor in combinatie met een laterale enkelbandruptuur. In circa tweederde van de gevallen ontstaat kraakbeenschade aan de voorzijde/tip van de *mediale* malleolus en de voorzijde van het mediale talusfacet.[2,3] Bij deze patiënten is (ook) sprake van antero *mediale* palpatiepijn. Bij kleine letsels hoeft dit op de lange termijn geen klachten te geven, omdat dit deel van het kraakbeen geen deel uitmaakt van het gewrichtsdragende oppervlak. Wanneer tien dagen na het inversietrauma geen duidelijke verbetering is opgetreden, worden opnieuw röntgenopnamen gemaakt om eventuele subchondrale fracturen vast te stellen: deze zijn in veel gevallen een tot twee weken na het trauma pas zichtbaar op de röntgenfoto. Een CT-scan kan de laesie nog beter in beeld brengen. Deze casus is een mooi voorbeeld hiervan.

Kraakbeenletsels

Literatuur

1 NHG-Standaard Enkeldistorsie. Utrecht: Nederlands Huisartsen Genootschap; 2000.
2 Consensus diagnostiek en behandeling van het acute enkelletsel. Participerende verenigingen en instanties: Koninklijk Nederlands Genootschap voor Fysiotherapie, Nederlands Huisartsen Genootschap, Nederlandse Orthopaedische Vereniging, Nederlandse Vereniging voor Heelkunde, Nederlandse Vereniging voor Radiologie, Vereniging voor Epidemiologie, Vereniging voor Sportgeneeskunde. Februari 1999.
3 Dijk CN van. On diagnostic strategies in patients with severe ankle sprain. Proefschrift. Amsterdam: Universiteit van Amsterdam; 1994.

17 Persisterende pijn aan de posterieure zijde van de voet na een plantairflexie-inversietrauma van de voet bij een 24-jarige voetballer

Koos van Nugteren

Toen een 24-jarige voetballer een sprintje trok tijdens een duel om de bal, werd hij door de tegenstander uit zijn evenwicht gebracht. De neus van de rechter voetbalschoen bleef in het gras hangen, waardoor de voet omklapte naar plantairflexie en inversie. Direct ontstond pijn aan de posteromediale zijde van de voet. De patiënt verliet mankend het veld en kon de daaropvolgende maand niet voetballen. Pijn trad op bij het lopen en tijdens eindstandige plantairflexie en eindstandige dorsaalflexie.

De patiënt bezocht de huisarts: deze verwees hem door voor een röntgenfoto en een echografie. De röntgenfoto toonde geen bijzondere afwijkingen. Het echogram toonde een spoortje vocht rondom de pees van de m. tibialis posterior. Verder werden geen afwijkingen gevonden.

Men vermoedde een irritatie van de pees en raadde de patiënt aan nog even rust te houden en dan geleidelijk de belasting op te bouwen.

In de daaropvolgende maanden probeerde de patiënt weer te voetballen, echter steeds ontstond weer pijn aan de achterzijde van de voet. Hij bemerkte dat het wegschoppen van de bal met de rugzijde van de voet de pijn provoceerde. Toen er na een halfjaar nog altijd klachten aanwezig waren, besloot hij een fysiotherapeut (KvN) te raadplegen.

Status praesens

Patiënt heeft in rust geen pijn. Pijn ontstaat tijdens voetballen en blijft dan een paar dagen aanwezig. Als hij een week niet voetbalt, zijn de klachten vrijwel verdwenen.

Algemene palpatie

Er zijn geen bijzonderheden; er is geen zwelling of verhoogde temperatuur waarneembaar.

Functieonderzoek

Eindstandige passieve en actieve plantairflexie provoceert pijn aan de posterieure zijde van de voet. De andere bewegingen zijn niet beperkt en niet pijnlijk.

Alle weerstandstests zijn negatief. De kracht is in orde.

Er bestaat geen kloppijn op de n. tibialis posterior. Kloppen provoceert ook geen neurologische symptomen.

Specifieke palpatie

Nauwkeurige palpatie van het enkelgewricht toont lokale drukpijn aan de achterzijde van de talus. Dit is de voor patiënt herkenbare pijn.

Interpretatie Het verhaal van de patiënt wijst sterk op een posterieur tibiotalair compressiesyndroom. Als gevolg van een flexietrauma van het bovenste spronggewricht kan compressie ontstaan tussen de achter-onderzijde van de tibia en de processus posterior tali, vooral als deze laatste structuur relatief groot is (figuur 17-3B). De processus posterior tali kan ook als anatomische variant min of meer los liggen; dan noemt men dit een os trigonum (figuur 2). Aanwezigheid van een os trigonum betekent een verhoogd risico op een posterieur tibiotalair compressiesyndroom. Inklemming van structuren waarbij het os trigonum betrokken is, noemt men ook wel een os-trigonumsyndroom.[1] De aandoening kan chronisch worden door frequente microtraumata, die steeds ontstaan door eindstandige plantairflexie. Ook het functieonderzoek van de enkel toont het beeld van een tibiotalair compressiesyndroom. De erg lange duur van de symptomen (een half jaar) is enigszins vreemd, maar kan veroorzaakt worden door frequente microtraumata tijdens voetbal. We besluiten de röntgenfoto op te vragen om te kijken of er afwijkingen zichtbaar zijn in het posterieure deel van het enkelgewricht.

Aanvullend onderzoek

De röntgenfoto toont een duidelijk os trigonum. Opmerkelijk is dat hiervan in het röntgenverslag wel melding wordt gemaakt, maar men heeft dit kennelijk niet gerelateerd aan het klinische beeld van de patiënt.

> **Diagnose**
>
> Chronisch posterieur tibiotalair compressiesyndroom ten gevolge van een os trigonum, ofwel os-trigonumsyndroom.

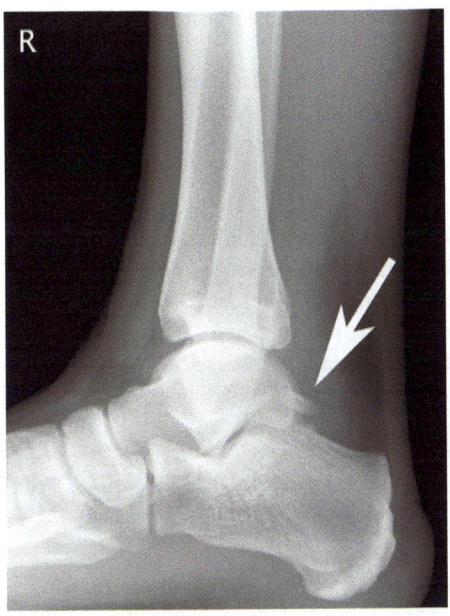

Figuur 17-1
De röntgenfoto toont een duidelijk os trigonum.

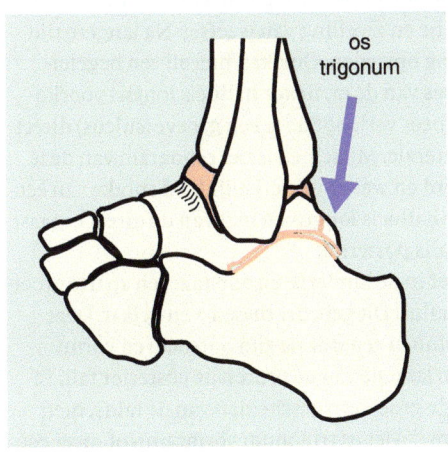

Figuur 17-2
De processus posterior tali kan ook als anatomische variant min of meer los liggen; zo'n fragment noemt men een os trigonum.

Therapie

Bij een os-trigonumsyndroom ontstaat pijn doordat het gewrichtskapsel en een lokaal vetlichaam worden ingeklemd ter plaatse van het os trigonum. Ook inklemming van het os trigonum zelf kan pijn veroorzaken. Therapie bestaat uit het tijdelijk vermijden van de plantairflexie door het aanbrengen van tape. Zodra de zwelling van lokale structuren verdwenen is, kunnen de klachten volledig verdwijnen. Als tape onvoldoende helpt, kan een eenmalige corticosteroïdinjectie helpen de lokale zwelling te verminderen.

Soms recidiveert de aandoening zodra opnieuw extreme plantairflexie plaatsvindt. Vooral voetballers en balletdansers lopen een verhoogd risico, aangezien deze sporters frequent eindstandige plantairflexie van het enkelgewricht uitvoeren.

Aangezien deze patiënt nooit eerder dezelfde klacht heeft gehad, besluiten we om voorlopig met tape eindstandige plantairflexie te voorkomen; patiënt leert een eenvoudige tapeconstructie aan te leggen die hij alleen gebruikt tijdens voetbal.

Follow-up Geleidelijk, in de loop van weken, wordt de pijn minder. Na enkele maanden is de patiënt volledig klachtenvrij. Hij blijft toch nog een paar maanden met tape voetballen om recidivering te voorkomen. Daarna traint hij eerst een paar keer zonder tape om uit te proberen hoe dat gaat. Uiteindelijk voetbalt hij weer wedstrijden zonder tape.

Twee jaar later hebben we nog eens contact; hij is dan nog steeds klachtenvrij.

Bespreking

Risicosporten voor het krijgen van een posterieur tibiotalair compressiesyndroom zijn voetbal, ballet en bergaf lopen, aangezien hierbij frequent plantairflexie optreedt.[2] Herhaalde inklemming van kapsel veroorzaakt steeds terugkerende inflammatie en zwelling van weefsel. Na langere tijd kan fibrose met littekenvorming optreden. Ook kan hierbij een begeleidende tenosynoviitis van de pees van de m. flexor hallucis longus voorkomen.[2] Dit komt doordat deze pees verloopt door een groeve (sulcus) direct mediaal van het tuberculum laterale. Misschien is het echogram van deze patiënt verkeerd geïnterpreteerd en was er in werkelijkheid sprake van een tenosynoviitis van de m. flexor hallucis longus en niet van de direct ernaast verlopende pees van de m. tibialis posterior.

Os trigonum Tijdens de groei van het skelet in de kinderjaren ontstaat een aparte groeikern aan de achterzijde van de talus. Dit gebeurt tussen 7 en 13 jaar. Deze groeikern fuseert gewoonlijk binnen een jaar na zijn ontstaan en vormt dan een driehoekig tuberculum laterale van de processus posterior tali. In 7 tot 14% van de gevallen blijft de groeikern gescheiden van de talus; men spreekt dan van een os trigonum.[2] Het os trigonum vormt min of meer een eenheid met de talus via een synchondrose.[a] Verder kan het os trigonum een gewricht vormen met de calcaneus, die zich direct distaal ervan bevindt.

Vaak is er sprake van een bilateraal os trigonum. Meestal is een dergelijke anatomische variant asymptomatisch.

Verschillende anatomische varianten geven een verhoogd risico op een posterieur tibiotalair compressiesyndroom:
– Een vergroot tuberculum laterale (*figuur 17-3B*). Door eindstandige plantairflexie kan dit tuberculum gemakkelijk tussen tibia en calcaneus ingeklemd raken. Het tuberculum kan bij een plantairflexietrauma ook afbreken van de rest van de talus.

---

a *Synchondrose = een gewricht waarbij de twee botstukken direct zijn verbonden door hyalien kraakbeen.*

- Een prominerende calcaneus aan de achterzijde (*figuur 17-3C*). Bij eindstandige plantairflexie ontstaat gemakkelijk contact tussen calcaneus en tibia.
- Een os trigonum (*figuur 17-3D*). Dit kan ingeklemd raken maar ook afbreken bij een plantairflexietrauma. De kraakbenige verbinding tussen os trigonum en talus scheurt dan af. Ook bij extreme dorsaalflexie kan het os trigonum losscheuren; dit komt door tractie van het aan het os trigonum insererende ligamentum talofibulare posterius.

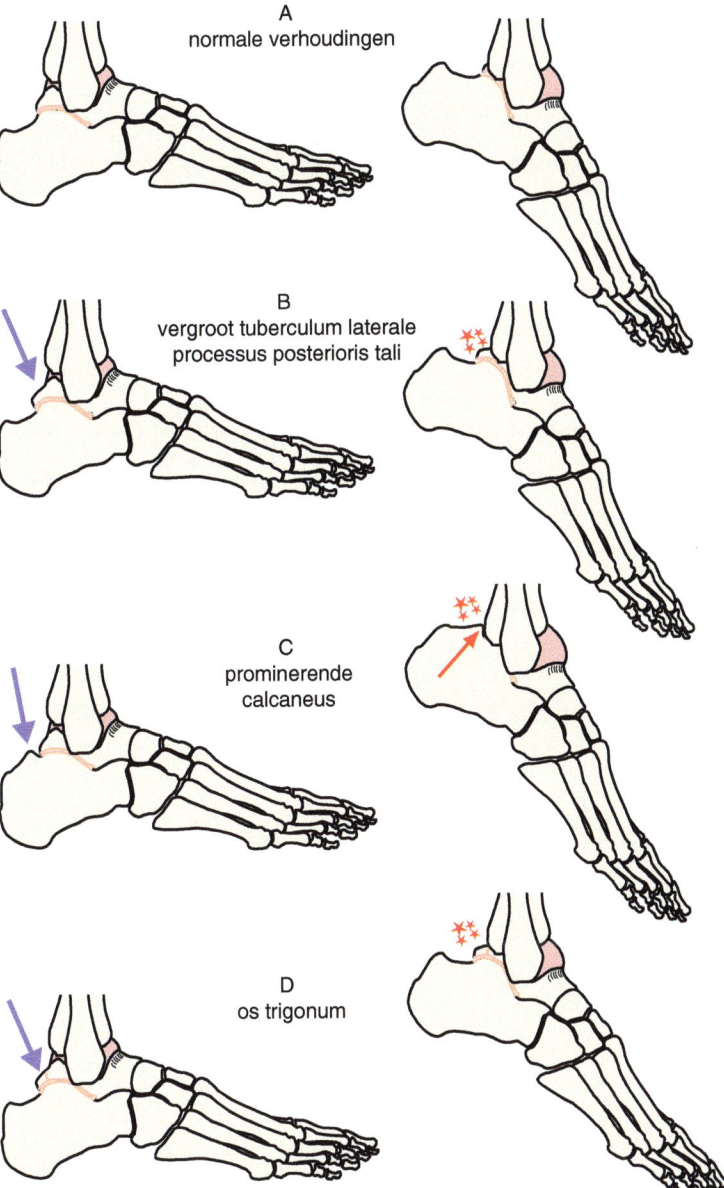

Figuur 17-3
Anatomische varianten van het voetskelet die een verhoogd risico geven op een tibiotalair compressiesyndroom.

Literatuur

1 Chiereghin A, Martins MR, Gomes CM, Rosa RF, Loduca SM, Chahade WH. Posterior ankle impingement syndrome: a diagnosis rheumatologists should not forget. Two case reports. Rev Bras Reumatol. 2011;51(3):283-8.
2 Karasick D, Schweitzer ME. The os trigonum syndrome: imaging features. AJR Am J Roentgenol. 1996;166(1):125-9.

18 Recidiverende pijn in de linkervoet bij een 7-jarige jongen, ontstaan tijdens voetbal

Annemiek Sagius en Koos van Nugteren

Tijdens een voetbaltoernooi kreeg een 7-jarige jongen zodanige pijn in de linkervoet dat hij moest stoppen met voetballen. Aangezien hij de daaropvolgende dagen mank bleef lopen, bezocht hij de huisarts; deze besloot een röntgenfoto te laten maken. Op de röntgenfoto werden echter geen bijzonderheden aangetroffen. De patiënt werd vervolgens naar een kinderfysiotherapeut (AS) verwezen voor behandeling.

Twee weken na het begin van de klachten wordt hij onderzocht.

Status praesens

Er ontstaan steeds voetpijn en manken tijdens hardlopen; de jongen kan hierdoor niet meer voetballen.

Hij heeft op het moment van het onderzoek in rust geen pijn.

Inspectie

De linkerenkel is aan de mediale zijde iets verdikt.

Patiënt loopt tijdens hardlopen enigszins mank, met een verkorte standfase van de linkervoet. Daarbij loopt hij met de voet in lichte varus; de buitenzijde van de voet wordt dus meer belast.

Inspectie van de schoenen toont dat de hak van de linkerschoen meer is afgesleten dan die van de rechterschoen.

Functieonderzoek

Het functieonderzoek van de voet is negatief.
- Balanceren op één been verloopt moeilijker op het aangedane linkerbeen (3 sec.). Op rechts kan hij probleemloos 20 seconden balanceren.
- Patiënt kan redelijk goed hinkelen op de rechtervoet, maar op de linkervoet is dit nauwelijks mogelijk; hierbij wordt pijn geprovoceerd aan de mediale zijde van de enkel.

Palpatie

Bij palpatie worden geen bijzonderheden gevonden. Wel is er lichte kloppijn op het os naviculare.

Interpretatie Op grond van bovenstaande bevindingen is het lastig om tot een juiste diagnose te komen. Leeftijd, lokalisatie van de pijn en de kloppijn suggereren een mogelijke overbelasting van het os naviculare. Het os naviculare wordt vooral belast tijdens de afzet van de voet en dus ook bij hinkelen (*figuur 18-1*). Het slijtagepatroon van de linkerschoen suggereert dat de patiënt met de linkervoet meer de hiel dan de voorvoet belast en dus kennelijk niet graag met de voorvoet afzet tijdens het laatste deel van de standfase.

Bij overbelasting van het os naviculare kan een osteochondrose ontstaan; dit is een degeneratieve afbraak, ofwel avasculaire necrose, van de botkern die zich binnen in het nog groeiende kraakbenige voetwortelbeentje bevindt. Normaliter wordt dit echter gezien op een röntgenfoto. Aangezien de röntgenfoto negatief is, wordt besloten om de patiënt voorlopig relatieve rust voor te schrijven. Verder krijgt hij een goede inlay in de schoen om het voetgewelf te ondersteunen. Dit lijkt goed te helpen, totdat hij zes weken later besluit mee te doen aan een judotoernooi. Tijdens het toernooi zakt hij door zijn enkel en is niet meer in staat normaal te lopen. Opnieuw bezoekt hij de huisarts en opnieuw wordt een röntgenfoto gemaakt.

Figuur 18-1
Het os naviculare wordt vooral belast tijdens de afzet van de voet en dus ook bij hinkelen.

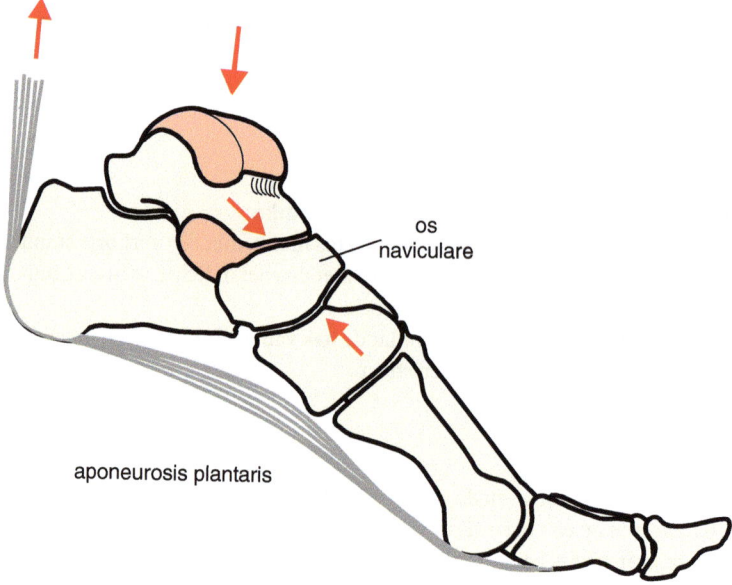

Aanvullend onderzoek

De röntgenfoto toont nu wel een avasculaire necrose van het os naviculare; de botkern van het linker os naviculare is duidelijk kleiner dan die van het rechter os naviculare. In vergelijking met de twee maanden eerder genomen röntgenfoto is de botkern eveneens kleiner geworden.

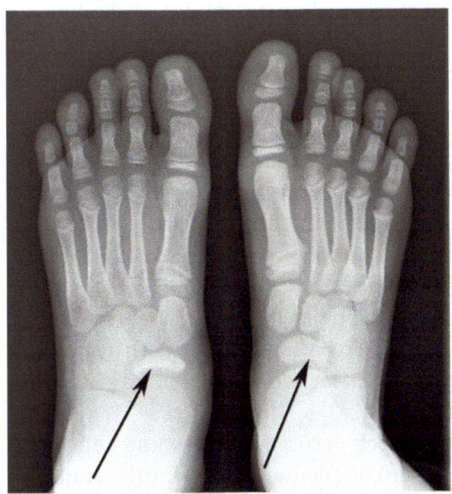

Figuur 18-2
De conventionele röntgenfoto toont een avasculaire necrose van het os naviculare links.

Diagnose

Avasculaire necrose van het os naviculare (ziekte van Köhler I).

Therapie

Op de afdeling orthopedie van het regionale ziekenhuis besluit men nu tot een vrij rigoureuze maatregel; patiënt krijgt een soort gipsschoen (lijkend op een skischoen) waarmee het lengtegewelf van de voet goed wordt ondersteund. De stijve zool van de schoen vangt nu de krachten op die normaliter tijdens de afzet van de voet opgevangen moeten worden door het os naviculare. Uiteraard volgt een sportverbod.

Follow-up

In de loop van de maanden neemt de pijn af, ook als hij probeert te lopen zonder gipsschoen.

Vier maanden na de diagnose volgt een controleafspraak bij de orthopeed; deze laat opnieuw een röntgenfoto maken om de situatie nog eens te beoordelen.

De röntgenfoto toont nu aangroei van de ossificatiekern in vergelijking met de eerder genomen röntgenfoto. De patiënt is voor het dagelijks leven klachtenvrij en mag nu geleidelijk de belasting gaan opvoeren zonder gipsschoen. Sporten wordt echter nog afgeraden gedurende enkele maanden. Een half jaar later begint hij weer met voetbaltraining en blijft klachtenvrij.

Bespreking

De ziekte van Köhler I werd in 1908 voor het eerst beschreven door A. Köhler.[1] In 1920 beschreef hij nog een andere aandoening; de avasculaire botnecrose van de kop van het metatarsale II, die bekendstaat als de ziekte van Köhler II of de ziekte van Freiberg.

Pathogenese De oorzaak van de ziekte van Köhler I is niet bekend, maar men vermoedt dat een trauma of chronische microtraumata een rol kunnen spelen op een leeftijd waarin de groei van het os naviculare een kritieke periode doormaakt. Het aanvankelijk nog kraakbenige os naviculare ossificeert relatief laat; gewoonlijk ontstaat pas een botkern in het derde of vierde levensjaar en soms, vooral bij jongens, pas in het vijfde jaar;[2] het os naviculare verschijnt als laatste van alle voetwortelbeentjes op een röntgenfoto en is dan waarneembaar als een uiterst klein botfragmentje tussen de andere al verder verbeende voetwortelbeentjes. Het os naviculare bevat gewoonlijk één, maar soms enkele ossificatiecentra.

Zolang volledige verbening niet heeft plaatsgevonden, vormt de benige groeikern een relatief zwakke plek tussen de andere voetwortelbeentjes. Daar komt nog bij dat het os naviculare het hoogste punt vormt van het mediale voetgewelf (figuur 18-3); bij belasten van de voet komen grote compressiekrachten op de bovenzijde van het voetgewelf te staan.[3]

Behandeling Compressiekrachten op het os naviculare zijn te verminderen door ondersteuning van het mediale voetgewelf; dit kan gebeuren door middel van een inlay in de schoen of, zoals bij bovenstaande patiënt, met een gipsschoen. In ernstige gevallen wordt lopen met krukken aanbevolen. Zodra de voet pijnvrij is, kan de patiënt op geleide van de pijn de belasting opvoeren.

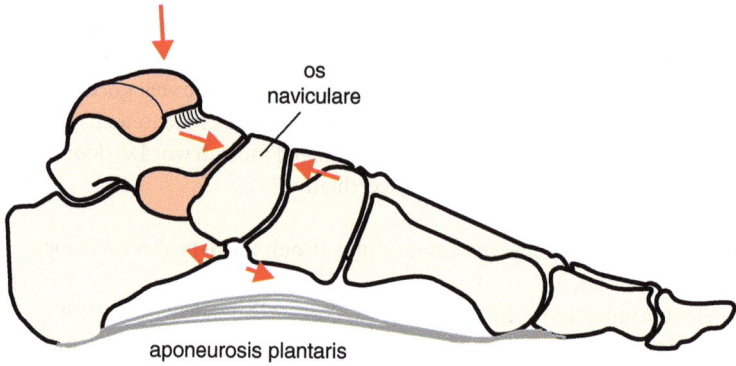

Figuur 18-3
Het os naviculare vormt het hoogste punt van het mediale voetgewelf. Bij belasten van de voet komen er grote compressiekrachten op de bovenzijde van het voetgewelf te staan.

Regelmatig röntgenonderzoek (elke drie tot vier maanden) wordt aanbevolen om het herstel van het os naviculare te volgen. De prognose is goed; na twee tot vier jaar is het röntgenbeeld meestal weer normaal.

Prognose

Literatuur

1 Kohler A. Ueber eine haufige, bisher anscheinend unbekante Erkrankung einzelner kindlicher Knochen. Muench Med Wochenschr. 1908;55:1923-25.
2 Schmidt H, Freyschmid J. Borderlands of normal and early pathologic findings in skeletal radiography. Kohler/Zimmer. New York: Thieme Medical Publishers; 1993, p. 815.
3 Nordin M, Frankel VH. Basic biomechanics of the musculoskeletal system. Third edition. Philadelphia: Lippincott Williams & Wilkins; 2001, p. 235.

Bijlage I Epifysen en apofysen van bekken, heup en knie

Begin van ossificatie en fusieleeftijden.

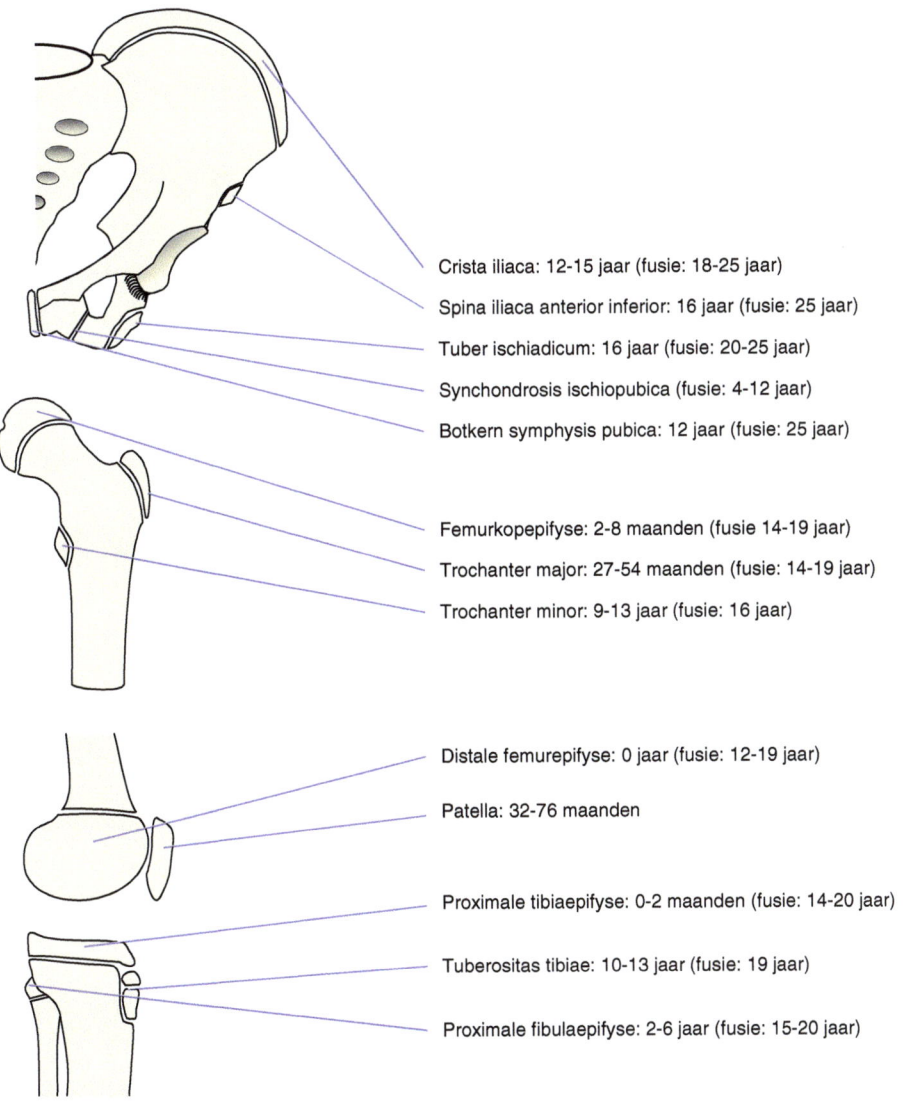

Crista iliaca: 12-15 jaar (fusie: 18-25 jaar)
Spina iliaca anterior inferior: 16 jaar (fusie: 25 jaar)
Tuber ischiadicum: 16 jaar (fusie: 20-25 jaar)
Synchondrosis ischiopubica (fusie: 4-12 jaar)
Botkern symphysis pubica: 12 jaar (fusie: 25 jaar)

Femurkopepifyse: 2-8 maanden (fusie 14-19 jaar)
Trochanter major: 27-54 maanden (fusie: 14-19 jaar)
Trochanter minor: 9-13 jaar (fusie: 16 jaar)

Distale femurepifyse: 0 jaar (fusie: 12-19 jaar)
Patella: 32-76 maanden

Proximale tibiaepifyse: 0-2 maanden (fusie: 14-20 jaar)
Tuberositas tibiae: 10-13 jaar (fusie: 19 jaar)
Proximale fibulaepifyse: 2-6 jaar (fusie: 15-20 jaar)

Bijlage II Epifysen en apofysen van de voet

Begin van ossificatie en fusieleeftijden.

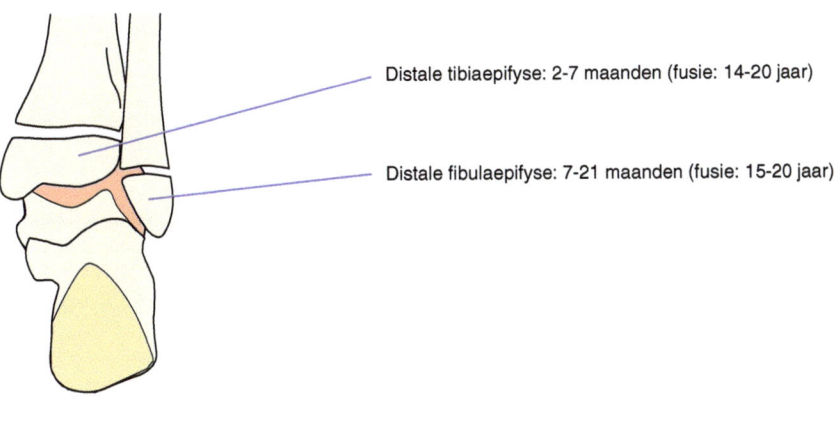

Distale tibiaepifyse: 2-7 maanden (fusie: 14-20 jaar)

Distale fibulaepifyse: 7-21 maanden (fusie: 15-20 jaar)

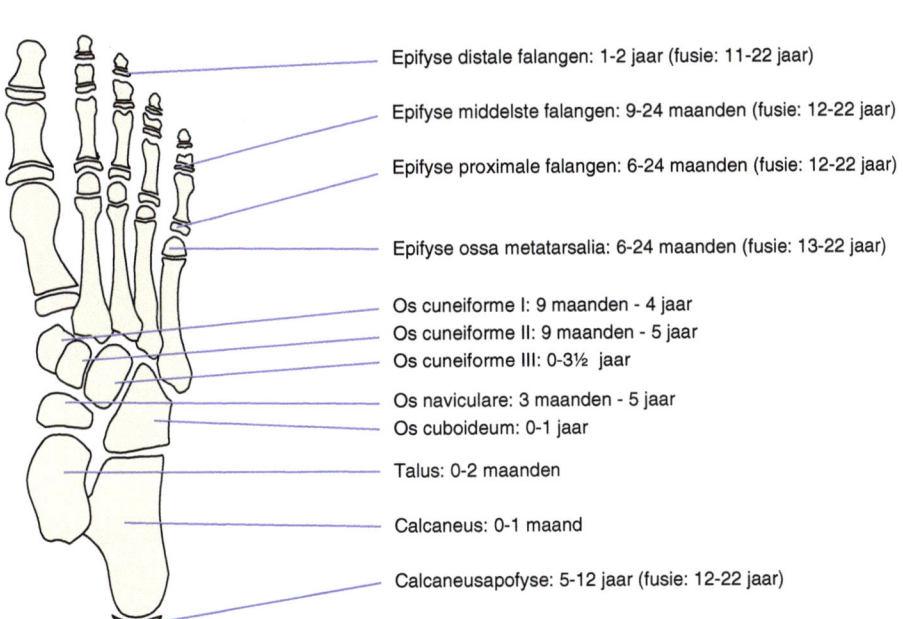

Epifyse distale falangen: 1-2 jaar (fusie: 11-22 jaar)

Epifyse middelste falangen: 9-24 maanden (fusie: 12-22 jaar)

Epifyse proximale falangen: 6-24 maanden (fusie: 12-22 jaar)

Epifyse ossa metatarsalia: 6-24 maanden (fusie: 13-22 jaar)

Os cuneiforme I: 9 maanden - 4 jaar
Os cuneiforme II: 9 maanden - 5 jaar
Os cuneiforme III: 0-3½ jaar

Os naviculare: 3 maanden - 5 jaar
Os cuboideum: 0-1 jaar

Talus: 0-2 maanden

Calcaneus: 0-1 maand

Calcaneusapofyse: 5-12 jaar (fusie: 12-22 jaar)

Bijlage III De knie en enkel: belangrijke klinische tests

Moving patellar apprehension test

De moving patellar apprehension test (MPAT) is een betrouwbare test voor het aantonen of uitsluiten van patella-instabiliteit.

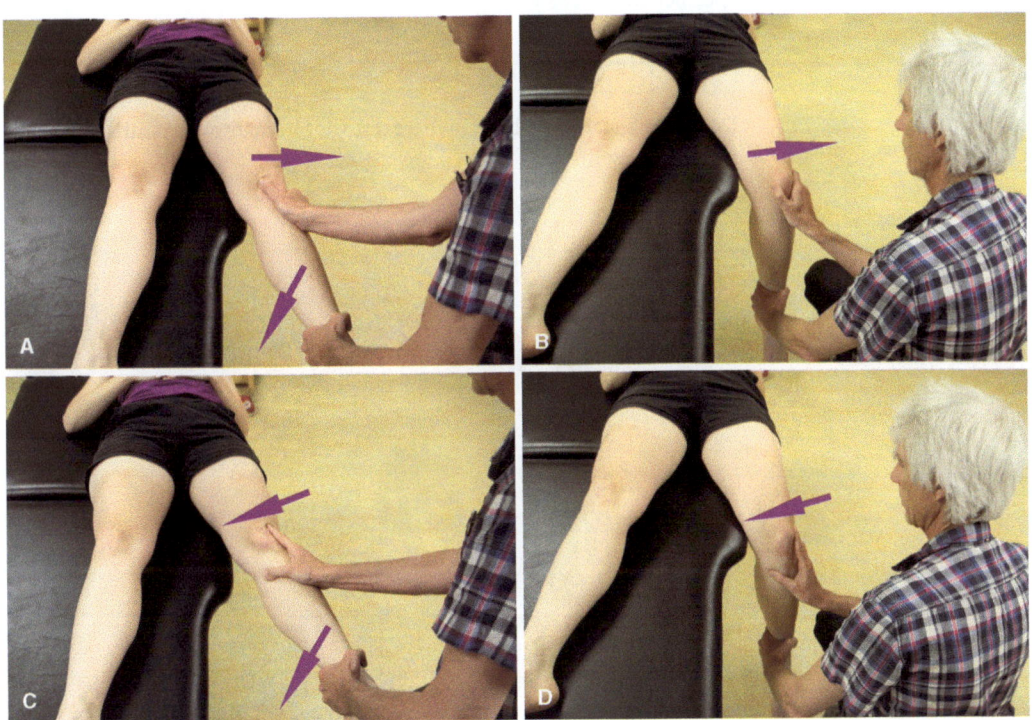

Deze test bestaat uit twee delen.
Uitgangshouding: ruglig op de behandelbank, waarbij de enkel vrij ligt van de bank.

Uitvoering

– Tijdens het eerste deel van de test wordt de knie in volledige extensie gehouden en geeft de onderzoeker manuele druk met de duim tegen de patella, zodat deze zo ver als mogelijk naar lateraal transleert (A). Daarna buigt de onderzoeker de knie tot 90° (B) en terug terwijl de laterale translatie voortduurt.
– Tijdens het tweede deel van de test wordt hetzelfde gedaan, maar nu wordt de patella zo ver mogelijk naar *mediaal* getransleerd met de wijsvinger (C) en wordt deze druk tijdens de gehele passieve kniebuiging (D) aangehouden.

Deel 1 van de test is positief als er afweerspanning (*apprehension*) optreedt; de patiënt spant de m. quadriceps aan in een poging de knieflexie en de laterale dislocatie van de patella tegen te gaan, zodat deze terugschiet naar zijn normale positie in de trochlea.

Deel 2 van de test is positief als de patiënt *geen* pijn ervaart en flexie en extensie van de knie gewoon toelaat. Om de MPAT als positief te beschouwen, moeten beide delen positief zijn.

De test is een combinatie van apprehension in deel 1 en een *reductie* van de apprehension in deel 2. De sensitiviteit en specificiteit zijn hoger dan die van de klassieke apprehensiontest: de sensitiviteit is nagenoeg 100% en de specificiteit circa 88%.[1]

Thessaly-test

De thessaly-test is een betrouwbare test voor het aantonen of uitsluiten van meniscusletsel.

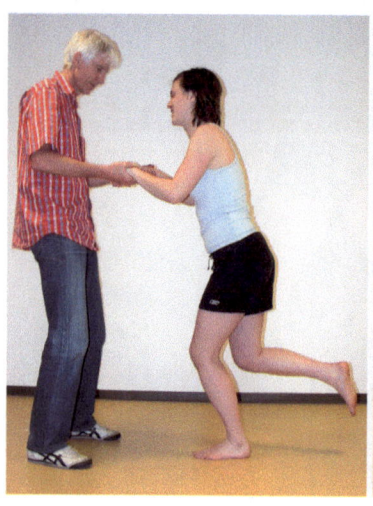 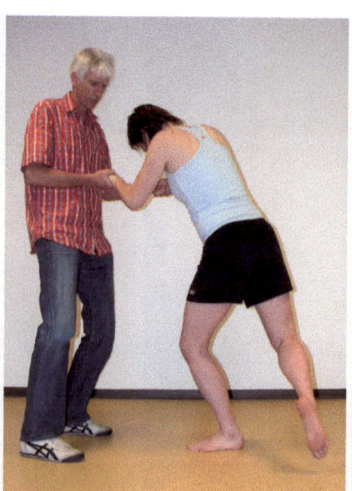 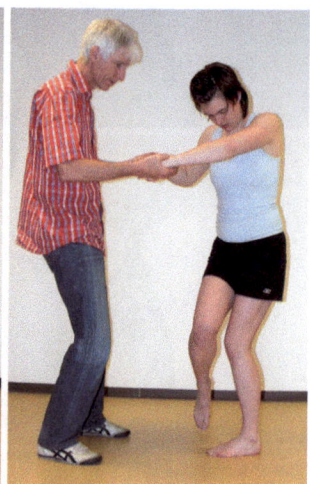

Uitvoering   Uitgangshouding: stand op een licht gebogen been. De test wordt uitgevoerd met de knie in 5° flexie en in 20° flexie.

Uitvoering: ondersteund door de onderzoeker roteert de patiënt in het licht gebogen kniegewricht; dit gebeurt door, met de voet vlak op de grond, het lichaam drie keer naar links en rechts te draaien. De test is positief als de patiënt herkenbare pijn voelt in het kniegewricht of een gevoel van blokkering. Dit wijst op een meniscuslaesie.

De test wordt eerst met het gezonde been uitgevoerd om de patiënt de juiste beweging te laten ervaren en om eventuele pijnsensaties te kunnen vergelijken met de andere zijde.

Stabiliteitstest van de voet: schuifladetest naar voren

Uitgangshouding: ruglig of zit op de onderzoekstafel met de onderbenen afhangend.

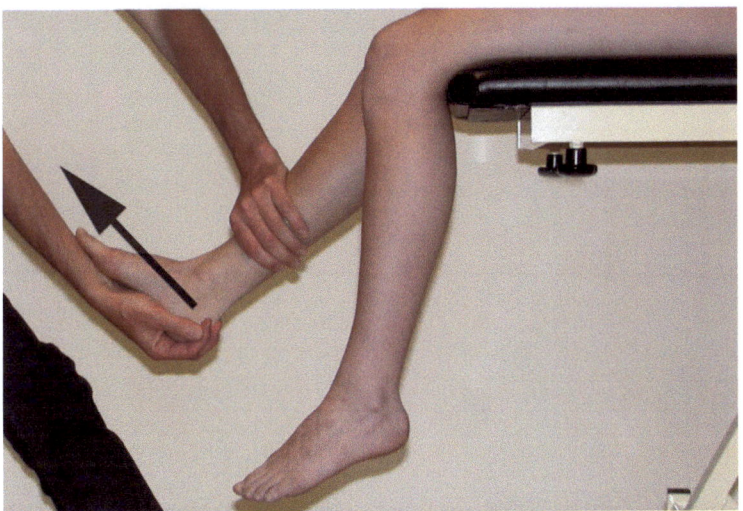

Uitvoering

De onderzoeker omvat de hiel, brengt de enkel in circa 10° plantairflexie en transleert de voet naar anterieur. Het onderbeen wordt circa 10 cm boven de enkel gefixeerd met de andere hand. Het is uiterst belangrijk dat de patiënt zich tijdens de test ontspant.

De test is positief als de voet ten opzichte van het onderbeen 1 cm of meer naar anterieur beweegt in vergelijking met de gezonde zijde.

Geteste structuren: ligg. talofibulare anterius, tibiotalare anterius en tibionaviculare.

Literatuur

1 Ahmad CS, McCarthy M, Gomez JA, Shubin Stein BE. The moving patellar apprehension test for lateral patellar instability. Am J Sports Med. 2009;37(4):791-6.

Bijlage IV Ottawa Ankle Rules

Als één (of meer) van de volgende bevindingen van toepassing is (zijn), moet op basis van de Ottawa Ankle Rules een röntgenfoto gemaakt worden:
- De patiënt kan direct na het trauma en in de onderzoekskamer de enkel niet belasten door het maken van vier stappen. Dus: als de patiënt mankend meer dan vier passen kan zetten, hoeft er vanwege deze regel geen röntgenfoto gemaakt te worden.
- Er is drukpijn aan de achterzijde van de laterale malleolus (onderste 6 cm).
- Er is drukpijn aan de achterzijde van de mediale malleolus (onderste 6 cm).
- Er is drukpijn op de basis van het os metatarsale V.
- Er is drukpijn op het os naviculare.

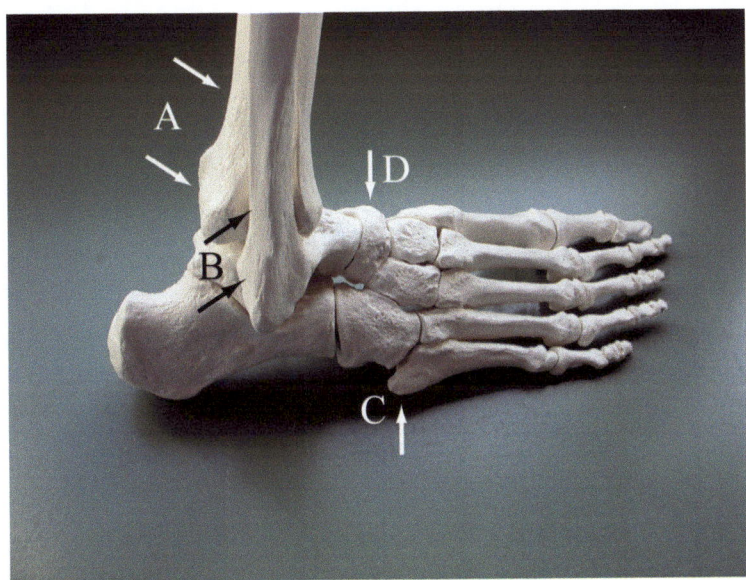

Als een van de door pijlen aangegeven lokalisaties drukpijnlijk is, moet er volgens de Ottawa Ankle Rules een röntgenfoto worden gemaakt omdat er een kans bestaat op een fractuur.
A Achterzijde van de mediale malleolus (onderste 6 cm).
B Achterzijde van de laterale malleolus (onderste 6 cm).
C Basis van het os metatarsale V.
D Os naviculare.

Bijlage V Plyometrische oefeningen

Patty Joldersma

De plyometrische oefeningen die in deze bijlage worden genoemd, zijn geschikt voor de sporter ter verbetering van sportprestaties, of voor de patiënt in het laatste revalidatietraject van een blessure zodat terugkeer naar sport mogelijk wordt.

Technische aandachtspunten

- Kwaliteit gaat boven kwantiteit. Train dan ook op techniek en kwaliteit van bewegen en niet op snelheid of resultaat. Stop met de training zodra de kwaliteit van de oefeningen afneemt, of las een langere pauze in.
- Bij alle plyometrische oefeningen wordt gestreefd naar een zachte voorvoetlanding om schokken beter te kunnen opvangen; dit is minder belastend voor de gewrichten. Vooral bij dieptesprongen is dit essentieel.
- Streef naar een minimale contacttijd met de grond. Hoe korter, hoe beter. Zodra de voeten de grond raken, springt men weer op.
- Zorg voor een landing met (licht) gebogen knieën ter ontlasting van de gewrichten.
- Voorkom het naar binnen bewegen van de knieën tijdens de landing of tijdens het inveren voordat men opspringt (*kneeing-in*). Let hier vooral op bij sporters met X-benen en ongetrainden.
- Inzetten arm: Tijdens de sprongen wordt de *arm swing* gebruikt. Een snelle armzwaai zorgt voor een grotere opwaartse kracht, wat leidt tot een hogere of verdere sprong.
- Zorg voor een breed steunvlak bij de tweebenige sprongen; de voeten bevinden zich op schouderbreedte.

Veiligheid

Aangezien plyometrie een zeer belastende vorm van krachttraining is, waarbij maximale inspanning is vereist en het blessurerisico hoog is, moet een aantal voorzorgsmaatregelen in acht worden genomen:

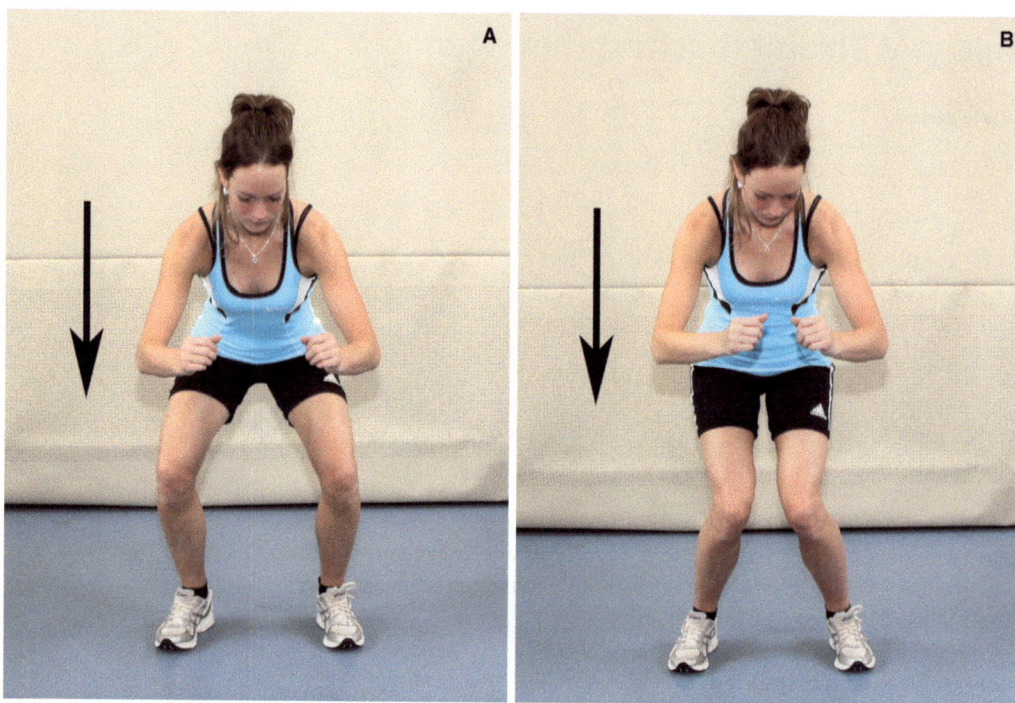

A Correcte landing. B Foutieve landing: de knieën bewegen naar binnen tijdens de landing.

- Warming-up: het doen van een uitgebreide warming-up alvorens men met plyometrietraining begint, is een vereiste.
- Krachtopbouw: het wordt sterk afgeraden om ongetrainden plyometrische oefeningen te laten uitvoeren. Voordat men met plyometrietraining begint, dient men te beschikken over voldoende basiskracht in de benen. In de sportrevalidatie wordt plyometrietraining toegepast aan het eind van het revalidatietraject.
- Zachte landing: met het oog op het voorkomen van blessures is een zachte landing vereist. De zachte landing zit hem zowel in de techniek van het landen als in omgevingsfactoren, zoals schokabsorberend schoeisel en een geschikte ondergrond.
- Trainingsfrequentie en -dichtheid: omdat plyometrie een van de zwaarste vormen van krachttraining is, staat hier een supercompensatietijd van 48 tot 72 uur voor. Dit komt overeen met een trainingsfrequentie van 2 tot 3 keer per week.
- Trainingsopbouw: begin de training met de sprongen met lage intensiteit (kaatssprongen, touwtje sprongen, double leg hops) en werk toe naar

de sprongen met hoge intensiteit (single leg hops, box jumps, dieptesprongen).
- Pauzes: bij plyometrietraining zijn de pauzes tussen de oefeningen erg belangrijk. Voor de dieptesprongen moet men een pauzeduur van 3 tot 4 minuten aanhouden en voor de minder intensieve oefeningen 1 tot 2 minuten.
- Overgewicht: mensen met overgewicht dienen extra voorzichtig te zijn met plyometrietraining, gezien de grote krachten en schokken die hierbij op de gewrichten inwerken.

Opbouw intensiteit

- Tweebenige sprongen (double leg hops/jumps) → Eenbenige sprongen (single leg hops/jumps).
- Lichaamsgewicht → Dumbells in handen/medicinebal voor borst → Halter in nek.
- Lage/kleine sprongen → Hoge/grote sprongen.
- Ground jumps → Box jumps → Drop jumps.
- Low intensity jumps → High intensity jumps.
- Lage verhoging → Hoge verhoging.
- Sprongen in één richting (*unidirectional*) → Sprongen in verschillende richtingen (*multidirectional*).
- Sprongen zonder rotatiecomponent → Sprongen met rotatiecomponent.

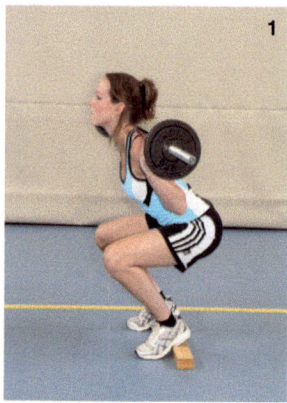

1: squat met halter.

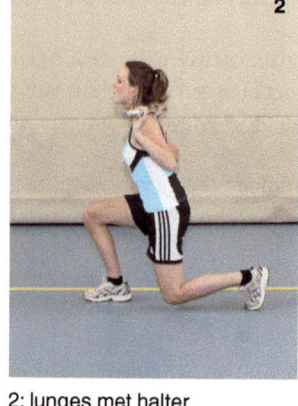

2: lunges met halter.

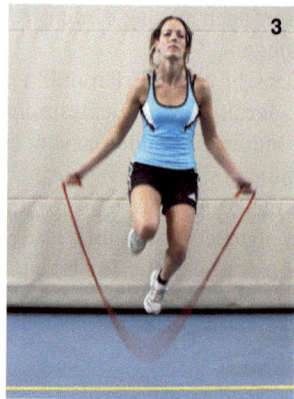

3: touwtjespringen, eenbenig.

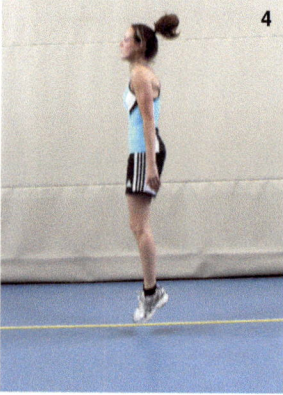

4a: kaatssprong: knieën gestrekt.
4b: double leg hops: met inveren van de knieën.

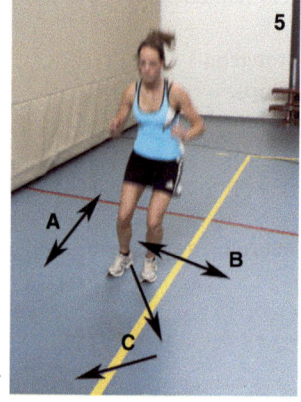

5: double leg hops (kan ook op één been).
A: voor-achterwaarts.
B: zijwaarts. C: diagonaal.

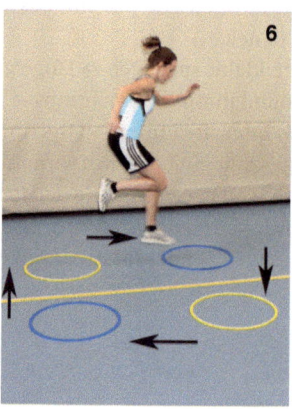

6: single leg hops. Multidirectional.

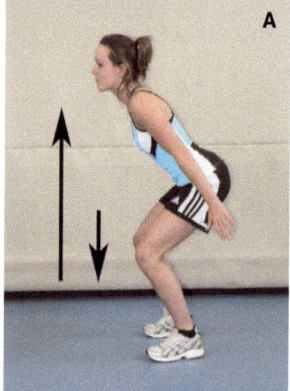

7a: jumps met invering. Beginpositie.

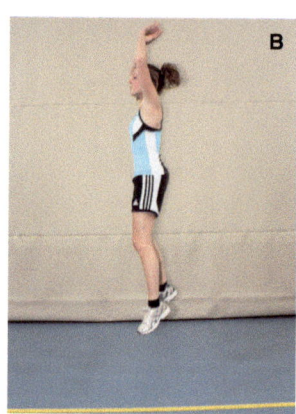

7b: vertical jump.

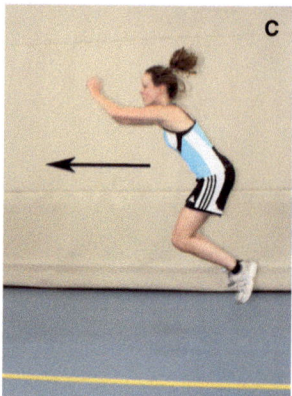

7c: horizontal jump.

Bijlage V Plyometrische oefeningen

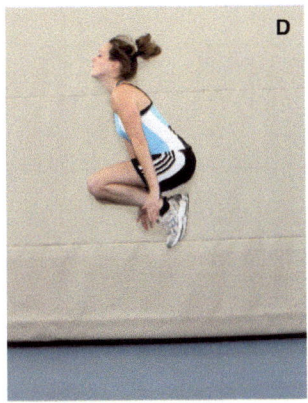
7d: tuck jump.

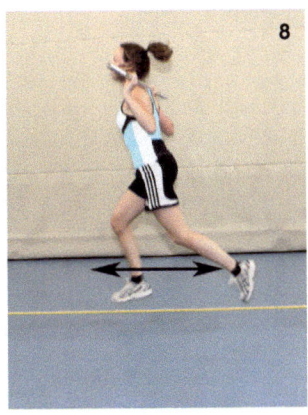
8: split jump met halter.

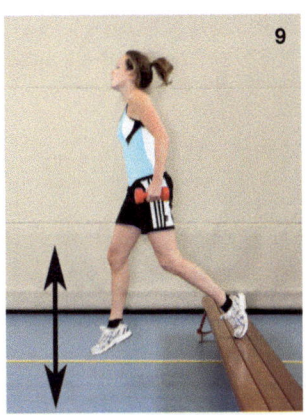
9: single leg vertical jump. Met steun van linkervoet.

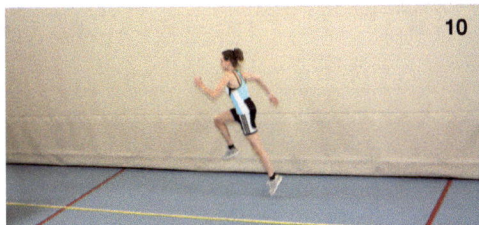
10: bounding. 'Springend hardlopen'

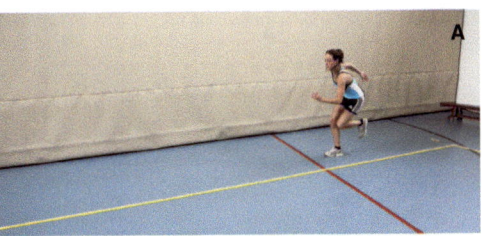
11a: diagonale schaatssprongen over een lijn.

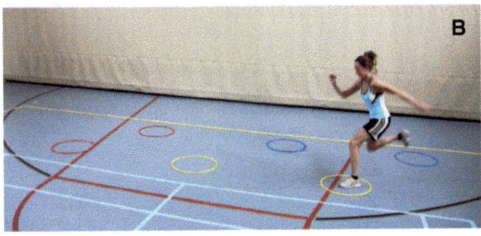
11b: schaatssprongen met hoepels.

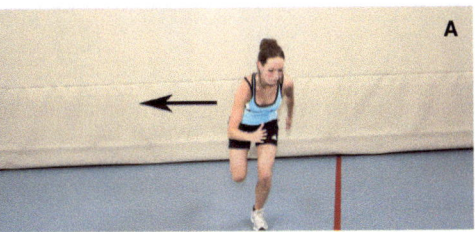
12a: zijwaartse schaatssprongen. Beginpositie.

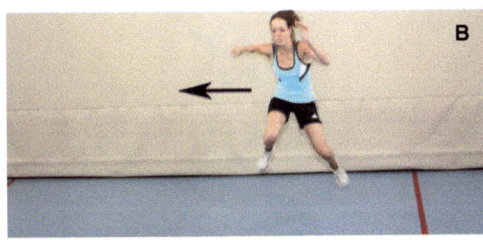
12b: zijwaartse schaatssprongen. Sprong.

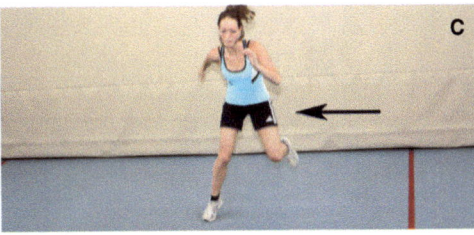
12c: zijwaartse schaatssprongen. Eindpositie. Vervolgens weer 12a.

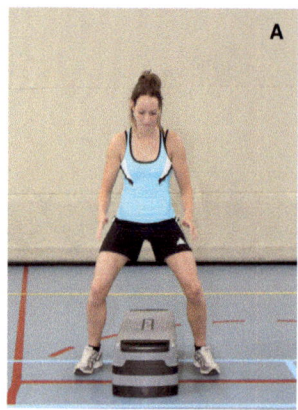
13a: box jack. Beginpositie.

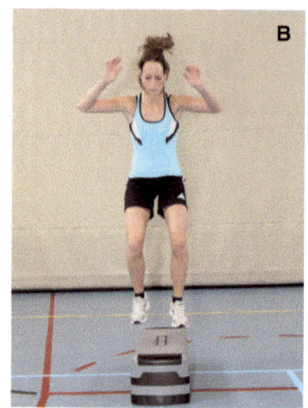
13b: box jack. Sprong.

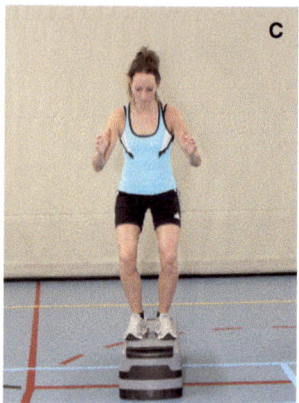
13c: Box jack. Eindpositie.

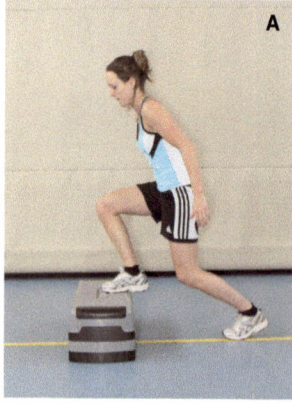
14a : alternate step up jump. Beginpositie.

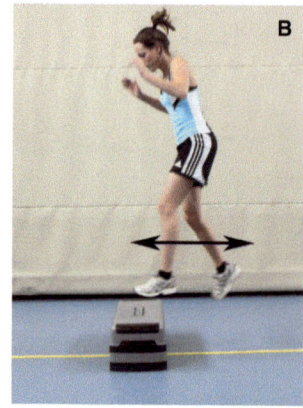
14b: alternate step up jump. Wissel.

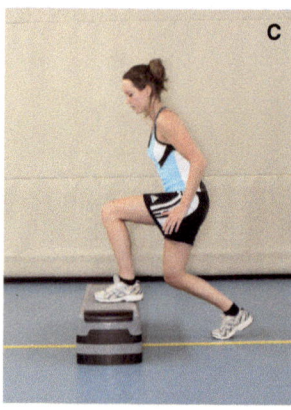
14c: alternate step up jump. Positie na wissel.

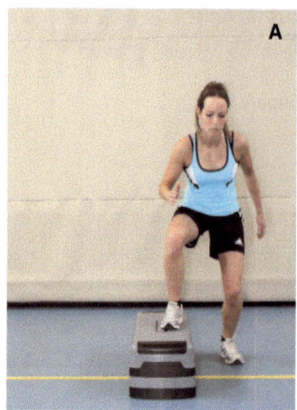
15a: alternate lateral step up jump. Beginpositie.

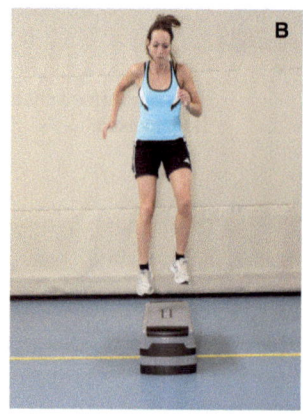
15b: alternate lateral step up jump. Sprong.

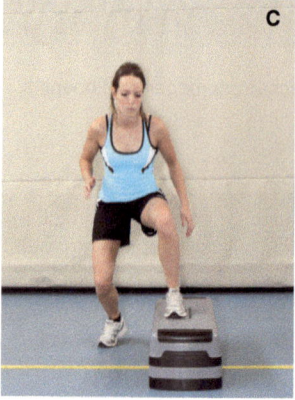
15c: alternate lateral step up jump. Eindpositie.

Bijlage V Plyometrische oefeningen

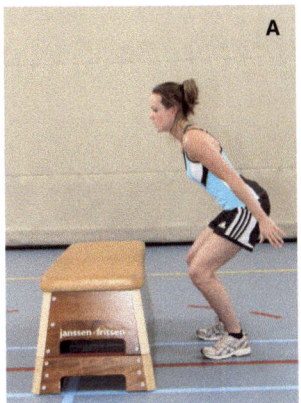
16a: box jump. Beginpositie.

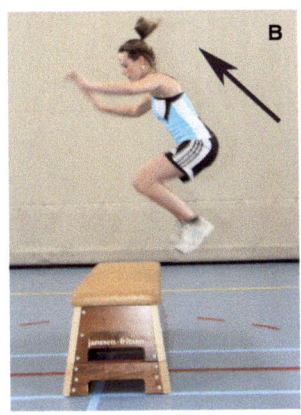
16b: box jump. Sprong.

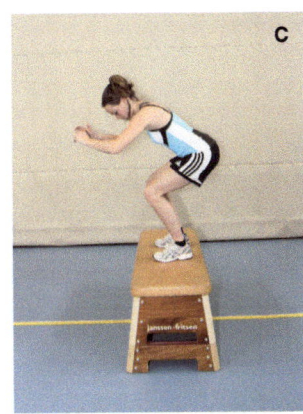
16c: box jump. Eindpositie.

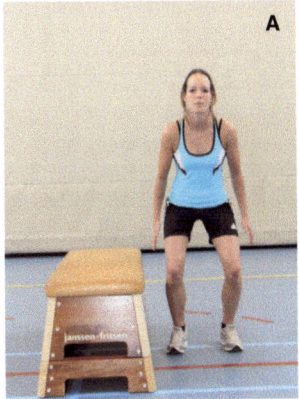
17a: lateral box jump. Beginpositie.

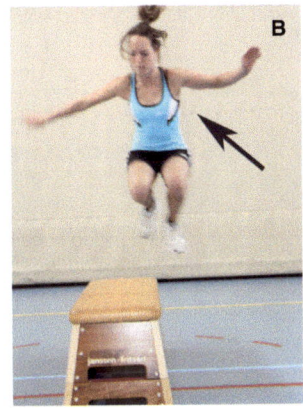
17b: lateral box jump. Sprong.

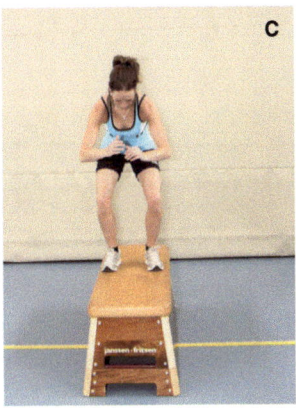
17c: lateral box jump. Eindpositie.

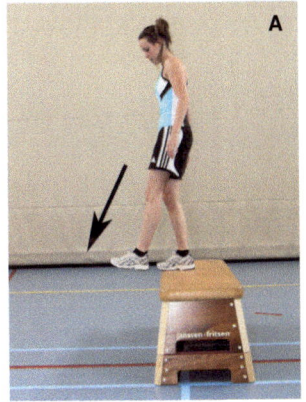
18a: depth jump. De afstap.

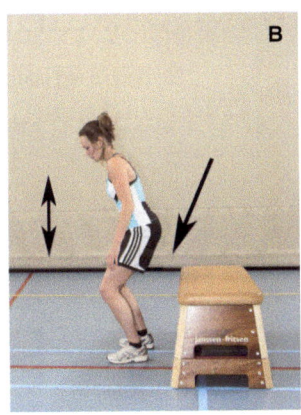
18b: depth jump. Het neerkomen en inveren.

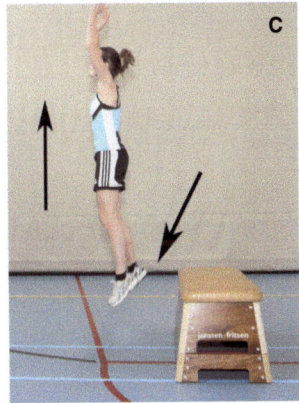
18c: depth jump. Verticale sprong.

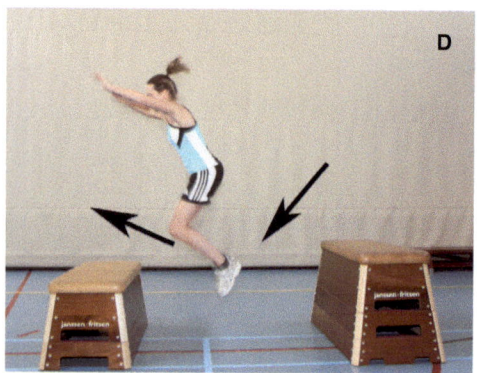

18d: depth jump + horizontal jump op kast. Sprong.

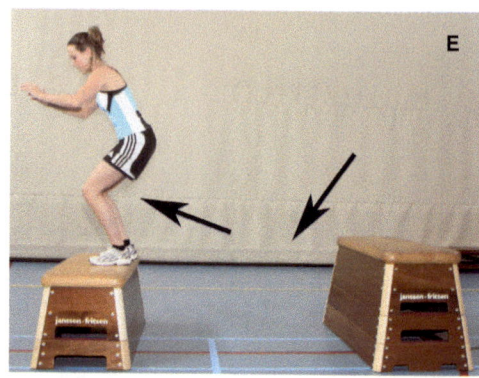

18e: depth jump + horizontal jump op kast. Eindpositie.

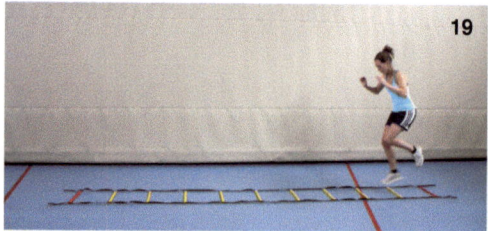

19: single leg forward hops. Met speedladder.

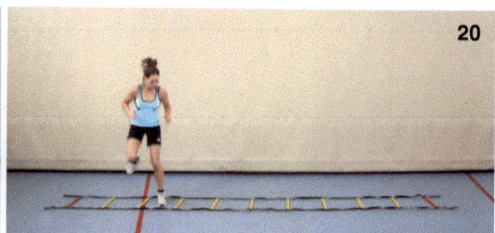

20: single leg hops lateral. Met speedladder.

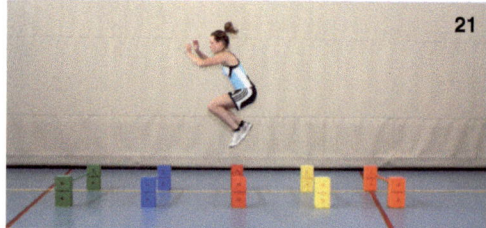

21: double leg hurdle jumps.

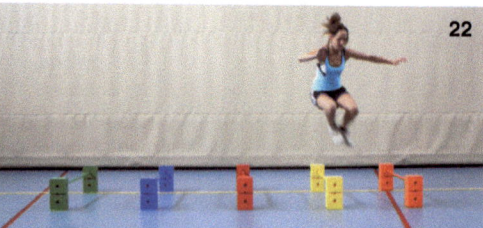

22: double leg lateral hurdle jumps.

Toelichting bij de oefeningen

Figuur 1: Gebruik een hakverhoging bij verkorte kuitspieren. Bij verkorte kuitspieren gaat men namelijk te veel voorover hellen met de romp om achterovervallen te voorkomen.

Squat (kniebuiging) (1)

Figuur 2: Gebruik eventueel een halter in de nek, dumbells in de hand of een medicinebal voor de borst.
NB: *Wil men het accent meer op de balans/coördinatie leggen, dan kan men een smaller steunvlak creëren door de voeten meer in één lijn voor elkaar te zetten in plaats van op schouderbreedte.*

Lunges (uitvalspassen) (2)

Touwtjespringen *(figuur 3)* is een goede oefening om de kuitspieren op te warmen. Zorg hierbij, net als bij de meeste sprongvormen, voor een voorvoetlanding en houd de contacttijd, tussen de sprongetjes door, zo kort mogelijk.
  Tweebenig → Eenbenig.

Touwtjespringen (3)

Opbouw

Vanuit een rechtopstaande positie, met gestrekte knieën en de voeten iets uit elkaar, stuit men zichzelf zo hoog mogelijk de lucht in (kaatsen) vanuit de enkels, terwijl de knieën gestrekt blijven *(figuur 4a)*. Land telkens op de bal van de voet; de hielen raken de grond niet. Maak maximale plantairflexie met de voeten tijdens de afzet vanuit de enkels.
  Tweebenig → Eenbenig.

Kaatssprongen (4)

Opbouw

Na een snelle invering door de knieën springt men, vanuit rechtopstaande positie met de voeten iets uit elkaar, in opwaartse richting (leg hop: *figuur 4b*), voor-achterwaartse richting (leg hop forward-backward; *figuur 5a*), in zijwaartse richting (leg lateral hop; *figuur 5b*), in diagonale richting zigzaggend (leg zigzag hop; *figuur 5c*) of in meerdere richtingen (multidirectional leg hop; *figuur 6*).
  Men zakt bij de leg hops in opwaartse richting niet zo diep door de knieën als bij de vertical jump.
  Tweebenig → Eenbenig (single leg hops).
  Landing met licht gebogen knie (bijv. 15° flexie) → Landing met grotere flexiehoek knie (bijv. 90° flexie).
- De multidirectional leg hop kan in allerlei vormen uitgevoerd worden: in de vorm van een kruis, vierkant enzovoort.
- Men kan bij deze sprongvormen gebruikmaken van verschillende materialen: pionnen, hoepels *(figuur 6)*, lijnen *(figuur 5)*, een speedladder *(figuur 19, 20)* enzovoort.

Double leg hops, diverse richtingen (5, 6, 19, 20)

Opbouw

Variaties

Na een snelle invering door de knieën *(figuur 7a)* springt men zo krachtig en explosief mogelijk maximaal omhoog *(figuur 7b)*.
  Tweebenig → Eenbenig (single leg vertical jump).
  Met eigen lichaamsgewicht → Met dumbells in handen → Met halter in nek.
- Met medicinebal voor borst omhoog uitstotend tijdens de sprong.

Vertical jump (hoogtesprong) (7, 9)

Opbouw

Variaties

- Single leg vertical jump met één voet achter steunend op een verhoging (*figuur 9*).
- 180° of 360° jump, waarbij men respectievelijk een halve of hele draai om de as maakt in de lucht.

Horizontal jump (vertesprong)
Na een snelle invering door de knieën (*figuur 7a*) springt men zo krachtig en explosief mogelijk maximaal in voorwaartse richting (*figuur 7c*).

Opbouw
Tweebenig → Eenbenig (single leg horizontal jump).
Met eigen lichaamsgewicht → Met dumbells in handen → Met halter in nek.

Variaties
- Met medicinebal voor borst schuin omhoog uitstotend tijdens de sprong.
- Lateral jump, waarbij men een maximale explosieve sprong in zijwaartse richting maakt.

Tuck jump (kniehefsprong)
Na een snelle invering door de knieën springt men zo krachtig en explosief mogelijk omhoog, waarbij men tijdens de opsprong de knieën tegelijkertijd zo hoog mogelijk optrekt richting borst (*figuur 7d*).

Opbouw
Lage → Hoge knieheffingen. Tweebenig → Eenbenig (single leg tuck jump).

Variaties
Tijdens de sprong de enkels aantikken (*Figuur 7d*) of de knieën met de handen omvatten.

Split jump (schaarsprong) (8)
Maak een uitvalspas naar voren zodat men in de lungepositie staat. Zorg voor een breed steunvlak. Na een snelle invering door de knieën springt men zo krachtig en explosief mogelijk maximaal omhoog terwijl men in de lucht van beenpositie wisselt zodat de voorste voet achter landt en andersom (*figuur 8*). Zodra men de grond raakt, springt men vanuit deze positie weer krachtig op en wisselt men weer van been tijdens de sprong.

Opbouw
Met eigen lichaamsgewicht → Met dumbells in handen → Met halter in nek.
Landing met licht gebogen knie → Landing met grotere flexiehoek knie (bijv. 90° flexie).

Variaties
Niet wisselen van been in de lucht, zodat het voorste been voor blijft en het achterste been achter blijft landen.

Bounding (10)
Spring (bound) vanuit een rechtopstaande positie zo ver mogelijk van het ene op het andere been in voorwaartse richting. Bounding ziet eruit als een overdreven hardloopbeweging waarbij de knieën hoog opgetrokken worden tijdens de sprongen en men steeds bij elke stap een snelle, krachtige afzet met de voeten nastreeft zodra men de grond raakt (*figuur 10*). De beweging ziet eruit als een combinatie van hardlopen en springen.

Schaatssprongen (11, 12)
Vanuit een rechtopstaande positie springt men van het ene op het andere been in voorwaartse richting, achterwaartse richting, diagonaal (*figuur 11a*), zijwaartse richting (*figuur 12*) of meerdere richtingen (multidirectionele schaatssprongen). Zodra men landt, springt men direct weer verder (plyometrisch). In tegenstelling tot de single leg hops landt men bij de schaatssprongen op het andere been (niet het afzetbeen).

NB: *Wil men het accent meer op de balans/coördinatie leggen, dan last men een korte stop van 1-2 seconden in na iedere schaatssprong; men houdt de gebogen kniepositie tijdens de landing even vast.*

Één richting → Meerdere richtingen. **Opbouw**

Landing met licht gebogen knie (bijv. 15° flexie) → Landing met grotere flexiehoek knie (bijv. 90° flexie).

Men kan bij deze sprongvormen gebruikmaken van verschillende materialen: pionnen, lijnen (*figuur 11a*), hoepels (*figuur 11b*) enzovoort. **Variaties**

Vanuit rechtopstaande positie met de voeten aan weerszijden van de step (*figuur 13a*) springt men na een snelle invering door de knieën krachtig en explosief omhoog (*figuur 13b*), zodat men vervolgens met de voeten op de step landt (*figuur 13c*). Zodra men met de voeten de step raakt, springt men weer maximaal omhoog, waarna men met de voeten aan weerszijden van de step terug op de grond landt. Maak zo een aantal sprongen (wijd - smal - wijd - smal). **Box jack (13)**

Lage step → Hoge step. **Opbouw**

Vanuit een rechtopstaande positie voor een step maakt men na een snelle invering door de knieën snelle sprongen op en af de step (double-single leg step up jump). **Step up jump (14, 15)**

De alternate step up jump wordt uitgevoerd vanuit rechtopstaande positie voor een step, met één voet op de step en één voet op de grond (*figuur 14a*). Met de voet op de step zet men zich maximaal af omhoog, waarbij men tijdens de sprong in de lucht van voetpositie wisselt (*figuur 14b*) zodat nu de andere voet op de step landt en de eerste op de grond (*figuur 14c*).

Tweebenig → Eenbenig, lage → Hoge step. **Opbouw**

Met eigen lichaamsgewicht → Met dumbells in handen.

– Met medicinebal voor borst omhoog uitstotend tijdens sprong. **Variaties**

– Alternate lateral step up jump (*figuur 15*).

Vanuit een rechtopstaande positie voor een verhoging (bijvoorbeeld een kast) maakt men na een snelle invering door de knieën (*figuur 16a*) een maximale krachtige opsprong op de kast (*figuur 16b*). Zodra men op de kast landt (*figuur 16c*), springt men er direct weer achterwaarts met een klein sprongetje van af zodat men weer voor de kast staat. Direct na de landing springt men er weer op. **Box jump (kastsprong) (16, 17)**

Lage → Hoge verhoging (kast van 40-100 cm). **Opbouw**

– Kastsprong in zijwaartse richting (lateral box jump; *figuur 17*). **Variaties**

– Box jump waarna klein sprongetje voorwaarts vanaf de kast - omdraaien - er weer op springen.

– Eenmalige box jump (plyometrisch effect verdwijnt).

– Diverse kasten achter elkaar, waarbij men tussendoor op de grond landt en doorspringt naar de volgende kast.

– Box jump gevolgd door dieptesprong.

Een dieptesprong is een intensieve sprong na een 'val' van een verhoging. Vanuit rechtopstaande positie op een verhoging (bijvoorbeeld een kast) **Depth jump/drop jump (dieptesprong) (18)** laat men zich naar voren 'vallen' (*figuur 18a*), waarbij men met de voeten op de grond terechtkomt. Zodra men met beide voeten de grond raakt, volgt een snelle invering door de knieën (*figuur 18b*) en een maximale, krachtige sprong omhoog (vertical jump; *figuur 18c*). Men probeert zo hoog mogelijk op te springen direct na de landing vanaf de kast op de grond.

NB: *Dieptesprongen zijn de intensiefste en blessuregevoeligste plyometrische oefeningen. Daarom wordt deze sprongvorm altijd aan het eind van de training uitgevoerd.*

Opbouw Lage → Hoge verhoging (kast van 40-100 cm).
Variaties
– Dieptesprong gevolgd door een maximale horizontal jump.
– Meerdere horizontal of vertical jumps.
– Horizontal jump op een volgende kast (*figuur 18d*).
– 5 Hurdle jumps, 5 Leg forward hops, 50 meter sprint enzovoort.

Hurdle jumps (21, 22) Plaats vijf tot tien horden op een vaste afstand achter elkaar en maak hier hordesprongen overheen, waarbij de knieën tegelijkertijd zo hoog mogelijk richting borst worden getrokken (*Figuur 21; hier met lage stokken afgebeeld*).

Opbouw Lage → Hoge horden.
Tweebenig → Eenbenig (single leg hurdle jump).
Variaties
– Zijwaartse hurdle jumps (lateral hurdle jumps: *figuur 22; hier met lage stokken afgebeeld*).
– Aantal horden van laag naar hoog achter elkaar zetten.

Register

A
acceleratiefase	57
achillespees	87
adductorenletsel	15
adductorenregio	24
agility training	59
amorization	56
amorizationfase	57, 58
antipronatieschoenen	80
apofyse	109, 111, 84
–, bekken	16
–, letsel van	84
apofysitis calcanei	86, 84
apprehensiontest, patella	47
artroscopie	64
artrose	7, 9
avasculaire necrose	17

B
Basset, teken van	48
bekkenapofysen	16
botscan	78, 94
bounds	59

C
chondrale fractuur	68
compartimentsyndroom	72
–, chronisch	72
computertomografie	92
contacttijd	56
countermovement	56
crossbridges	58

D
daalknie	42
deceleratiefase	57
dieptesprongen	59

E
enkeldistorsie	94
epifyse	109, 111

F
fascia cruris	76, 77, 78
femurepicondylus	42
fibrose	36
fractuur	
–, chondrale	68
–, mars-	9
–, osteochondrale	69
–, stress-	9, 77, 78, 79
Freiberg, ziekte van	18, 106
fusieleeftijden	109, 111

G
Gerdi, tuberculum van	44
golgi-peesreflex	58

H
hamstringruptuur	
–, ruptuur hamstring	
hematoom	23, 36
hengselscheur	64
heupadductoren	15
hops	59
hordesprongen	130

I

inlegzooltje	85
inversie-varustrauma	95
inversoren	76

J

jumps	59

K

Köhler I, ziekte van	18, 105
Köhler II, ziekte van	18, 106
kraakbeenletsel	48, 68
kruisbandplastiek	53
kuitpijn, laterale	71

L

lachman-test	52
liesblessure	20
ligamentum talofibulare posterius	101
luxatie, patella	48

M

malleolus, mediale	94
marsfractuur	9
mcmurray-test	63
mediaal tibiaal stresssyndroom	77
meniscus, discoïde	64
microfractuurtjes	76
moving patellar apprehension test (MPAT)	47, 113
musculus adductor longus	19
–, tendinose van	20
musculus flexor digitorum longus	78
musculus gracilis	24
–, peesruptuur van	24
musculus rectus femoris	31
–, spierbuikruptuur van	32
musculus soleus	78
musculus tibialis anterior	72
musculus tibialis posterior	78
myositis ossificans	28, 29

N

necrose, avasculaire	17
Noble, proef van	43

O

omzetfase	57, 58
onderbeen, compartimenten van het	73
onderbeenfascie	76
os naviculare	104, 106
os trigonum	98
Osgood-Schlatter, ziekte van	17
ossa metatarsalia	18
ossificatie	109, 111
osteochondraal defect	92, 94
osteochondrose	17
osteonecrose	17
os-trigonumsyndroom	98
Ottawa Ankle Rules	117
overpronatie	72, 80

P

patella-apprehensiontest	47
patellaluxatie	48
pivot-shifttest	52
plantairflexie-inversietrauma	97
plyometrie	55
plyometrische oefeningen	119
posterieur tibiaal stresssyndroom	72
processus posterior tali	98
proef van Noble	43
pronatoren (inversoren)	76

R

reefing	48
release	48
ruptuur	
–, spier-	35
–, voorstekruisband-	48, 51, 52

S

scintigram	78, 94
Sever, ziekte van	18, 84
shin splint	9
Sinding-Larsen en Johansson, ziekte van	17
speedladder	60
spierruptuur	35
spierspoeltjes	57
spina iliaca anterior inferior	17
sprongen	119
–, horde-	130
stemvorktest	77
stressfractuur	9, 77, 79
Stretch Shortening Cycle	56
stretchreflex	58
supinatietrauma	95

symphysis pubica	16, 17
syndroom	
–, compartiment-	72
–, mediaal tibiaal stress-	77
–, os-trigonum-	98
–, posterieur tibiaal stress-	72
–, posterieur tibiotalair compressie-	98
–, tibiaal stress-	76
–, tractus-iliotibialisfrictie-	9, 43, 44

T

teken van Basset	48
tendinose	
–, achillespees	88
–, m. adductor longus	20
test	
–, lachman-	52
–, mcmurray-	63
–, MPAT	113
–, pivot-shift	52
–, thessaly-	63, 68, 114
tibia, distale	94
tibiaal stresssyndroom	76
tibiarand, mediale	72
tibiotalair compressiesyndroom, posterieur	98
tractus-iliotibialisfrictiesyndroom	9, 43, 44
trochanter major	17, 42
tuber ischiadicum	17
tuberculum laterale	100
tuberculum van Gerdi	44

V

voorste kruisband	53
–, ruptuur	48, 51, 52

W

wrisberg-type	66

Z

ziekte van	
–, Freiberg	18, 106
–, Köhler I	18, 105
–, Köhler II	18, 106
–, Osgood-Schlatter	17
–, Sever	18, 84
–, Sinding-Larsen en Johansson	17
zweepslag	35

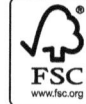

MIX
Papier aus verantwortungsvollen Quellen
Paper from responsible sources
FSC® C105338

If you have any concerns about our products,
you can contact us on
ProductSafety@springernature.com

In case Publisher is established outside the EU,
the EU authorized representative is:
**Springer Nature Customer Service Center GmbH
Europaplatz 3, 69115 Heidelberg, Germany**

Printed by Libri Plureos GmbH
in Hamburg, Germany